臟滿內肥

내장비만

• 이왕림 지음 •

국민 주치의 이왕림 박사의 34년 비만 해독 연구 결정판

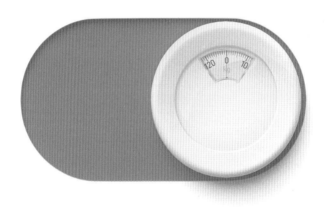

포레스트북스

무한한 우주의 사랑을 담아

어느 날 한 통의 전화가 걸려왔다. 포레스트북스라는 출판사로부터 온 전화였다. 꼭 20년 전인 2004년 썼던 책, 『내장비만』의 개정판을 출간하고 싶다는 제안이었다.

첫 출간 이후 지금까지 32쇄를 찍은 스테디셀러였지만, 본격적인 개정판을 내는 것은 이번이 처음이다. 뭔가 알 수 없는 아련하면서도 묵직한 느낌이 가슴 저 밑바닥에서 잔잔히 퍼져 나갔다. 그리고 의사가 될 줄은 꿈에도 생각해보지 않았던 어린 시절, 아버지와 함께했던 어떤 순간이 떠올랐다.

우리나라 미생물학계의 선구자로 꼽히는 선친, 고 이상태 박사께서는 실험실에서 발효 균주를 길러, 당시 해당 업계 최대 생산자였던 간장 공장과 소주 공장에 효모를 대주셨다. 그 미생물 실험실에 가면 유리관 안에서 균주들이 자라면서 이들이 내뿜는 이산화탄소로 뽀글뽀글 작은 거품 방울들이 피어오르는 모습을 볼 수 있었다. 아버지는 이런 말을 하셨다.

> "과학 속에 생명이 있는 거야. 세균 하나하나가 문익점의 목화씨 한 올 한 올만큼 귀한 거야. 이 균들을 사랑해주어야 잘 자란다."

어린 시절 기억 속의 미생물은 아버지와 실험실 사람들의 사랑 속에서 자라던 신비한 생명체였다. 책상 앞에 앉아 이 글을 쓰는 바로 지금, 어린 시절 그 아득하고 빛바랜 기억 속의 시공간과 현재의 시공간의 연결고리가 확 보이는 듯하다.

개원의로서 의사 생활을 시작하던 때만 해도 미생물에 대한 사회적 통념은 지금과 굉장히 달랐다. 우리나라 의료계를 비롯해 건강 및 위생 관련 업체에서는 모든 미생물을 병원균과 같은 유해 미생물로 간주했기에 살균소독으로 제거해야 한다는 생각이 팽배했다. 당시에도 유익 미생물을 활용한 식품(각종 장류, 주류, 식초 등)과 어린이 효모 영양제 같은 건강보조식품이 만들어지고 있었음에도 미생물이라면 보기 흉한 병균을 떠올리는 것이 일반적이었다.

하지만 나는 어린 시절부터 미생물의 귀함을 알았기에 의사
가 되고 일찍이 장의 역할과 장내 미생물이 가진 힘에 관하여
연구해왔다. 그 결과 장 역할의 핵심은 장 안에 사는 무수한 미
생물들의 활동과 장내 세균총(normal flora)이라는 사실을 깨달
았다. 장은 그 자체가 하나의 작은 우주, 즉 마이크로 유니버스
(microbiome)다. 우리 복부에 제한된 크지 않은 그 공간에서 엄청
난 수의 생명체들이 살면서 열심히 일하고 있다.

이렇게 우주를 꽉 채울 정도의 생명체들이 우리 몸을 위해
노력해주고 있지만, 우리는 그 엄청난 능력을 이해하지 못해서
이 생명체를 대거 파괴하고 그 능력을 훼손해왔다. 그렇게 장이
제 기능을 하지 못해 독소가 쌓이면 비만이 시작되고, 이 상태를
개선하지 못하면 다양한 질병이 발생하게 되는 것이다.

개원의로 일하는 동안 바쁜 일상을 쪼개 장 기능을 더 활성
화하는 방법에 관한 연구를 꾸준히 했다. 다행히 미츠오카 박사,
디팩 초프라 박사, 앤드류 와일 박사 등 세계적인 장과 자연의학
계 석학들을 만날 기회가 많았다. 그러면서 알게 된 놀라운 사실
은 20세기 끝 무렵부터 세계의 선진 의학계가 인체의 다른 어떤
기관보다 장에 주목하기 시작했다는 것이다.

20세기 후반 빠른 속도로 성장해왔던 뇌과학(brain science), 면
역학(immunology), 유전자 과학(genetic science)의 연구 성과가 결

과적으로 장의 중요성을 조명해주고 있다. 뇌 호르몬·신경전달물질과 장의 관계, 장과 면역기능의 관계, 인간 및 장내 미생물의 게놈 지도가 보여주는 상관성 등에 대한 논문들이 2000년대 들어 쏟아져 나왔다. 특히 2006년, 《네이처》에 '뚱보균'이라는 개념이 소개된 이후 매우 의미 있는 연구들이 발표되었다.

2023년 3월에는 영국 케임브리지 대학 출판부에서 발행하는 학술지 《심리의학》에 재미있는 제목의 논문이 게재됐다. "내장 느낌(Gut feelings)"이라는 제목으로, "여성에 있어서 감정 및 감정 통제와 장내 미생물 생태계의 관련성(Associations of emotions and emotion regulation with the gut microbiome in women)"이라는 부제가 이 논문의 메시지를 암시한다. 한마디로 사랑 같은 긍정적인 감정 상태에 있을 때 장내 미생물이 가장 활성화된다는 것이다.

사랑, 이 단어는 모든 사람에게 각자 다른 기억을 불러낼 것이다. 의사인 내게 가장 먼저 이 단어와 연관되는 기억은 신기한 장비로 가득한 아버지의 실험실에서 관찰했던 미생물의 활동과 "균들을 사랑해주어야 잘 자란다"라는 아버지의 말씀이다.

그렇다. 사랑을 주어야 생명이 건강하게 자라난다. 그게 바로 과학이다. 마치 선지자처럼 내게 들려주셨던 아버지의 그 말씀이 요즘 첨단 과학을 통해 입증되고 있다.

이 책 『내장비만』은 그런 '사랑'을 담아 의사로서 일해오며 깨달은 것들을 정리한 책이다. 내장지방으로 인한 체내 염증 반응과 만성 염증을 피하는 여러 가지 길 중에서 장-간 축을 중심으로 풀어나갔으며, "가장 확실한 건강법은 염증을 피해가는 길"이라는 점을 강조하였다. 잘못된 식생활, 생활습관으로 스스로 초래한 비만을 해독 및 조율이론으로 벗어나는 방법과 해독·면역·항노화가 모두 같은 뿌리를 가졌다는 점을 설명했다.

이 개정판에는 초판 발행 이후 지난 20년 동안 무수한 경험과 노력을 통해 얻었고, 그때그때 다양한 미디어를 통해 발표한 지식과 정보를 최대한 통합하고 보완했다. 그래서 3장 마지막 부분에 최근 첨단 의학 연구 성과를 총괄하는 두 꼭지를 추가하였다. 하나는 장과 뇌가 긴밀한 연계 속에서 움직인다는 사실을 말해주는 '장-뇌 축(Gut-Brain-axis)'에 관한 것이며, 또 하나는 장과 우리 몸의 에너지 생산 기관인 미토콘드리아의 밀접한 관계에 관한 것이다.

특히 미토콘드리아에 대해서는 2020년대 들어서 연구 성과가 쏟아져 나오고 있는 만큼 명실공히 최첨단의 의학 이론이라 할 수 있다. 우리 몸의 세포 하나하나에 다 들어 있으며, 필요에 따라 그 수가 탄력적으로 가감되는 미토콘드리아와 우리 생명력의 중심인 장의 관계, 나는 이것에 '장-미토콘드리아 넥서스(Gut-Mitochondria nexus)'라는 이름을 붙이려 한다. 앞으로도 무궁무진한 생명연구의 블루오션이라 할 수 있는 이 분야의 성과 중에 지금까지 나온 것을 알기 쉽게 추려서 덧붙였다.

아마 마지막 개정판이 될지도 모르는 이 책을 마무리하는 지금, 특히 힘을 주어 강조하고 싶은 부분은 다름 아닌 사랑이다. 건강한 삶을 위한 모든 노력은 다름 아닌 사랑에 기반을 두어야 한다는 과학적인 진실 말이다. 이 책을 펼친 멋진 당신에게, 당신만의 '삶의 축'에게, 무한한 우주의 사랑을 담아낸 이 책을 전한다.

2024년, 6월의 석양을 바라보며

— 이왕림

조율과 해독 그 생명의 법칙

내가 아주 어렸을 때의 일이다. 그 당시에는 곡마단이 이 마을, 저 마을을 돌며 사람들에게 즐거움을 선사했는데 그날도 곡마단이 공연을 왔던 날이었다. 공연이 시작되자 무대를 환히 비추던 조명이 하나둘씩 꺼졌고, 어둠 사이로 줄 하나만 간신히 보였다. 이윽고 북소리가 터지고 팬티 차림의 소년 하나가 공중에 걸린 외줄 위를 걷기 시작했다.

한 발짝, 두 발짝, 세 발짝… 그렇게 몇 걸음을 떼었을 때쯤 묘기를 구경하던 관객들의 입에서 일제히 앗! 하는 비명이 튀어나왔다. 소년이 균형을 잃으며 동아줄이 크게 출렁이기 시작한 것이다. 잠시 후 소년은 한쪽 다리에 의지하여 다시 몸의 중심을 바로 잡았고, 공포에 떨며 그 모습을 지켜보던 구경꾼들은 마치 자기들이 살아난 것처럼 마구 손뼉을 쳤다. 그리고 아버지는 내 귀에 대고 나직이, 그러나 강한 어조로 말씀하셨다.

"균형만 잘 잡으면 죽으란 법은 없단다."

이 책의 주제인 '내장비만'도 마찬가지다. 남자든 여자든 중년으로 접어들어 슬슬 배가 나오기 시작하면 흔히들 '운동을 안해서' 혹은 '많이 먹어서' 그렇다고 생각한다. 물론 두 가지 다 완전히 틀린 이야기는 아니다. 그러나 늘어나는 뱃살의 비밀은 균형에 있다.

무엇과 무엇의 균형인가? '들어오는 것(In)'과 '나가는 것 (Out)'의 균형이다. 배설은 우리 몸에서 일어나는 여러 가지 신진대사 가운데 한 부분에 지나지 않는다. 각 소화기관, 나아가 세포 하나하나도 영양분을 섭취하고 배설한다. 그 모든 과정이 톱니바퀴처럼 정확하게 맞아떨어질 때 우리 몸은 균형을 유지한다. 따라서 배가 나온다는 것은 곧 몸의 균형이 깨졌다는 의미이다. 깨진 균형을 바로잡지 않는 한, 아무리 운동을 하고 다이어트를 해도 뱃살은 들어가지 않는다.

"배에 기름이 껴서 사람이 못쓰게 됐다"라는 말을 흔히들 쓴다. 열심히 일하던 사람이 배가 나오면서 불성실해졌다거나 게

을러졌다고 질타하는 말이다. 그러나 의사의 입장에서 배에 기름이 꼈다는 건 바로 건강하지 못하다는 증거다. 배에 기름이 꼈다면 인간의 중요한 소화기관이 내장지방으로 지나치게 둘러싸여 제대로 활동하지 못하고 있다는 것이다. 이것은 매우 심각한 일이다. 내장비만이 말 그대로 '만병의 근원'인 이유에 대해 앞으로 자세히 설명하겠지만 내장비만으로 직접적 또는 간접적으로 유발되는 질병이 얼마나 많은지 알면 깜짝 놀랄 것이다. 내장비만과 관련되지 않은 현대병이 없을 정도니까 말이다.

결국 내장지방을 없애려면 몸속, 특히 장과 간에 쌓인 노폐물을 씻어내야 한다. 이는 단지 내장비만뿐만 아니라 우리의 몸을 자연 상태와 가깝게 되돌림으로써 건강을 유지하는 지름길이기 때문이다.

'비움이 곧 채움이요 채움이 곧 비움(空卽實 實卽空)'이라 했던가. 나는 '조율'의 개념으로 현대의학의 데이터와 자연 의학의 치유력을 접목하는 통합의학을 제시하고 예방-치유-치료를 체계화하여 차단(Cut) 치료 처방에 '인 앤드 아웃(In&Out) 조율 해독' 건강 이론을 적용했다.

'흐르다'라는 말은 어디에선가 물이 들어오고 있고 또 어느 쪽인가 물이 나가고 있다는 의미를 동시에 가진다. 인체로 보면 물에 속하는 혈액 역시 이 이치에서 한 치도 벗어날 수 없다. 생명은 기본적으로 '비움'의 메커니즘을 전제로 하기 때문이다.

조율(調律)이란 영어로 'regulation' 즉 '조절하다', '통제하다' 라는 뜻이다. 인체의 생리를 올바로 이해한다면 과연 무엇을 어떻게 조절하고 통제해야 하는지 알 수 있다. 인체의 각 장기는 여러 기관으로 나뉘어 있으며 각 기관과 장기는 여러 가지 대사 과정을 통해서 유기적으로 연관되어 있다. 이러한 대사과정은 인체의 항상성을 지켜주는데 이 항상성이 깨지면 인체는 치명 적인 질병을 얻는다. 우리 인체는 조물주의 종합적인 예술체이 자 부품 하나하나를 따로 조립해 만든 기계가 아니어서 서로 독 립해 존재할 수 없으므로 어떤 장기의 질환도 그 질환과 연계된 다른 장기의 기능을 함께 살펴야 한다.

해독(解毒)이란 말 그대로 '독을 해소한다'라는 뜻이다. 새롭 고도 강력한 화학 물질이 무수히 생겨 대기와 물이 날로 오염 되고 있으며 방사능과 유전자 조작에 의한 수많은 음식이 만들 어져서 몸속으로 들어가고 있다. 뿐만 아니라 여러 가지 흥분제 와 진정제를 남용한다. 이에 따라 유독성 질병들의 발병률도 높 아졌다. 암과 심장 질환이 대표적이다. 비만을 비롯한 여러 가지 피부 질환, 관절염, 알레르기, 두통, 피로, 통증, 위장 질환과 면 역체계 약화로 인한 문제 등 광범위한 증상들도 유독성과 관련 이 있다. 이런 독성 물질들은 우리 몸에서 버려야 한다. 채울 것 은 채우고, 버릴 것은 버릴 때 우리의 생명은 흐르기 시작한다. 그렇다. 생명은 균형에서 나온다.

매일 환자를 진료하면서 새로운 것을 연구하기 쉽지 않았으나 1992년부터 인 앤드 아웃 조율 해독 이론 아래 간과 장을 해독해 다이어트를 하는 프로그램을 정립하였다. 바로 'LBD(Liver · Bowel · Detoxification/Diet) 프로그램'이다. 간의 '해독 → 분해 → 합성' 기능을 높이고 장의 '소화 → 흡수 → 배출' 작용을 활성화함으로써 몸에 필요한 물질은 취하고 불필요한 물질은 내보냄으로써 체내 해독과 다이어트를 같이 할 수 있다는 이론이다.

LBD 프로그램의 원리

간과 장의 해독 기능 강화

⬇ CLEANING (깨끗해지면)

생명 물질 극대화

⬇ BALANCING (균형이 잡히고)

면역체계 활성화

⬇ ENERGIZING (활력이 넘친다)

체내 해독 · 다이어트

조율! 그 옛날 아버지가 내게 가르쳐주고자 했던 생명의 진리, 균형은 알고 보니 조율에 있었다. 미생물학자이자 발효학자였던 나의 부친 고 이상태 박사. 장내 미생물 환경이 장의 생명임을 강조하셨던 그분의 기질과 열정이 오늘날 LBD 프로그램으로 이어지고 있음에 감사하다.

이 책의 목적은 짧은 기간 안에 내장지방과 뱃살을 빼는 것이 아니라, 장과 간을 '해독'함으로써 몸속을 근본적으로 개혁해 더 건강하고 아름답게 인생을 살아가는 방법을 알려주는 것이다. 물론 그렇게만 된다면 불필요한 내장지방 따위는 남아날 리가 없다. 이제부터 나는 여러분과 함께 내장비만, 그 생명의 메시지를 찾아 나서려 한다.

"내 생명의 뿌리인 장을 아끼고 사랑하여,
건강하고 아름다운 인생의 장미꽃을 피우길 바랍니다."

• CONTENTS •

내장지방은 독이다

장과 간을 해독하면
내장지방은 사라진다

몸을 조율하여
내장지방을 차단한다

일주일 해독 작전으로
내장비만에서 해방되자

1장

내장지방은
독이다

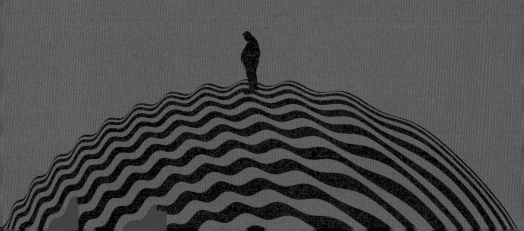

생명은
순환이다

內 臟
肥 滿

신라시대에 이차돈이라는 스님이 있었다. 알다시피 목을 베었을
때 붉은 피 대신 흰 피가 솟구쳐 오른 것으로 유명한 분이다. 물
론 그 기록을 어디까지 믿어야 할지 따지고 들면 문제가 복잡해
진다. 불교와 기독교를 비롯한 여러 종교의 다양한 이적(異蹟)을
한낱 전설의 차원으로 깎아내리고 싶은 마음은 추호도 없으나
지극히 피상적이고 현상적인 부분만 놓고 보자면, 나는 그 이차
돈이라는 스님이 극심한 고지혈증 환자가 아니었을까 하고 생
각해본다.

고지혈증이란 글자 그대로 피 속에 기름(지방)이 지나치게 많

이 포함되어 있는 병이다. 이 경우에는 피의 색깔도 정상적인 피의 밝은 선홍색이 아니라 탁하고 뿌연 색을 띤다. 스님인 이차돈은 고기도 먹지 않았을 텐데 왜 그렇게 심한 고지혈증을 가지고 있었을까 하고 궁금할 수 있다. 그러나 반드시 고기를 많이 먹는다고 해서 고지혈증이 생기는 것은 아니다. 고기 외에도 열량을 지나치게 섭취한다거나 유전적인 영향에 의해, 혹은 어떤 다른 질병에 의해 이차적으로 그런 결과가 초래될 수도 있다. 물론 이차돈이 고지혈증 환자였다는 새로운 학설(?)을 강조하기 위해 하는 이야기는 아니지만 말이다.

사람의 피는 대부분 물로 이루어져 있다. 그런데 지방은 물에 녹지 않는다. 따라서 피 속으로 스며든 지방은 단백질로 둘러싸인 채 우리 몸속을 돌아다닌다. 이런 지방과 단백질의 결합체를 '지단백'이라고 한다. 이 지단백 자체를 무조건 건강에 해롭다고 말할 수는 없다. 종류가 여러 가지이고 그중에는 우리 몸에 좋은 역할을 하는 것도 있기 때문이다. 그러나 기본적으로 피 속에 지방, 즉 기름기가 많다는 사실은 전체적인 혈액 순환에 상당히 좋지 않은 역할을 한다.

예를 들어 맹물을 빨대로 빨아들일 때는 별로 힘들이지 않아도 쑥쑥 빨려 올라오지만, 기름을 빨대로 빨아들이려면 맹물보다 서너 배 이상 힘을 주어야 한다. 마찬가지로 맑고 깨끗한 피는 별 무리 없이 자연스럽게 몸속을 순환하지만, 기름기가 많이 섞인 지저분한 피를 순환시키기 위해서는 그만큼 펌프, 즉 심장의 부담이 커지게 마련이다.

또 기름은 물보다 무겁다. 끈적끈적해서 잘 흐르지 않는 데다가 물보다 무겁기까지 하니 자칫 조그만 틈이라도 있으면 그곳에 눌어붙기 쉽다. 이렇게 한 겹 두 겹 기름기가 쌓이다 보면 그 부분의 혈관은 그만큼 좁아질 수밖에 없다. 좁은 관에 많은 양의 피를 흘려보내려면 그만큼 압력이 높아야 한다. 이것이 바로 고혈압이다.

이렇게 불순물이 많이 쌓이면 혈관 자체도 탄력을 잃고 딱딱하게 굳는다. 이것을 우리는 동맥경화라고 부른다. 혈관이 좀 좁아도 신축성이 좋으면 어지간한 양의 혈액도 통과시킬 수 있지만, 조금만 무리한 힘이 가해지면 뻥 터져버린다. 부위에 따라 차이는 있겠지만, 예를 들어 뇌나 심장에서 이런 일이 벌어지면 바로 죽음으로 이어진다.

유럽에서의 어느 연구 결과에 의하면 콜레스테롤을 11% 낮추었을 때 관상 동맥 질환의 발병률이 무려 34%나 낮아졌다고 한다. 지역적 특성이나 개인의 체질 등 여러 가지 변수를 고려한다 해도 콜레스테롤을 1% 감소시키면 관상 동맥 질환의 발병이 2%가량 줄어든다는 것이 일반적인 견해이다. 바꿔 말하면 콜레스테롤이 1% 증가할 때마다 관상 동맥 질환의 발병률이 2%씩 늘어난다는 뜻이다. 혈장 100mL 속에 들어 있는 콜레스테롤의 비율이 200mg/dL 미만일 때를 정상이라고 보는데, 산술적인 계산으로는 이 수치가 10%, 즉 220mg/dL로 높아지면 관상 동맥 질환의 발병률은 20%가 증가한다.

비만, 특히 내장비만을 가진 사람들은 십중팔구 콜레스테롤 수치가 높은 것으로 나타난다. 약간의 논리적 비약을 개입시키자면 콜레스테롤 수치가 높다는 것은 혈관이 막혀가고 있다는 의미로 해석해도 큰 무리가 없다. 더욱 심각한 것은 돌연사의 위험성이다. 내장비만일수록 돌연사가 많은 이유는 지방 분자가 림프관과 흉관을 거쳐 심장으로 먼지 들어가기 때문이다. 여기서 관상 동맥이 막히면 심장마비를 초래한다.

생명은 순환이라고 했다. 막힘은 곧 죽음이라는 사실을 명심해야 한다.

죽음을 향해
폭주하는 자동차

內臟
肥滿

어느 모임에 나갔다가 평소 친하게 지내던 후배를 만났다. 그 후배는 대뜸 자기 남편 이야기를 꺼냈다. 지난달에 드디어 체중이 100kg을 돌파했다는 것이었다. 내가 기억하기로 후배 남편은 키가 173cm 정도인데, 30대 후반의 나이에 체중이 100kg을 넘어섰다면 사태가 심각하다. 보나 마나 만성 피로에 절어 있을 것이고, 몸이 피곤하면 모든 것에 여유가 없어지기 때문에 화가 많을 것이고, 소극적이며 매사에 부정적일 것이다.

나는 두말할 것도 없이 당장 남편을 병원으로 데리고 오라고 했다. 다른 부위도 살이 찐 편이지만 특히 배가 볼록 나왔다면

내장비만일 것이 뻔했다. 그러나 후배는 걱정스러운 얼굴로 고
개를 갸웃거렸다.

"글쎄요. 회사 일이 워낙 바빠서 시간을 낼 수 있을지 모르겠
네요……."

나는 이런 소리를 들으면 속이 부글부글 끓어오른다. 도대체
우리나라 가장들은 무엇 때문에 회사를 다니며, 무엇 때문에 자
기 몸 돌볼 시간도 없을 만큼 바쁜 것일까? 우리나라에서 종신
보험을 드는 남자들을 보면 너무도 가엾게 여겨진다. 자기가 죽
으면 무슨 소용이라고? 자기가 없는 빈자리를 돈이 어떻게 채울
수 있다고? 돈보다 자신의 가치를 절하시키는 자기 비하에 뭔가
뒤바뀐 세상이 보인다.

의사의 눈으로 바라보는 세상에는 두 가지 부류의 사람이 존
재한다. 건강한 사람과 그렇지 못한 사람. 흔히 건강인의 반대는
환자라고 생각하기 쉽지만, 현대의학에서는 환자의 개념이 조금
다르다. 의사가 진단서를 발부할 수 있는 사람을 환자로 간주한
다. 다시 말해서 환자가 아니라고 다 건강인은 아니다.

정상적으로 일상생활을 해나가는 사람 중에서도 자신이
100% 건강하다고 생각하는 이는 별로 많지 않다. 그러면서도
정작 검사를 해보면 특별한 질병이 발견되지 않는다. 오히려 바

쁜 일상을 살아가는 3, 40대 남성들은 특별한 이상을 느끼지 않는 한 검사를 받을 엄두조차 내지 않는다. 그저 내 몸속 어딘가에 무서운 병이 자라고 있지 않을까 하는 막연한 불안감 속에서 하루하루를 지낼 뿐이다.

나는 이런 사람들을 '반(半)건강인'이라고 부른다. 지금 당장 진단서를 끊을 수 있는 특별한 질병은 없지만 그렇다고 건강하다고 볼 수도 없는 사람들이다. 조금 비약하자면 이들은 지금 삶과 죽음의 갈림길에 서 있다고 해도 과언이 아니다. 언제 진짜 환자가 되어 앓아누울지 아무도 모른다.

인생길에서 우리는 모두 자동차를 운전하고 있다. 객관적으로 볼 때 그것은 죽음을 향해 달리는 자동차이다. 사람은 모두 죽는다. 단지 그게 언제이냐가 문제일 뿐이다. 이 자동차의 속도가 시속 20km라면 정상적인 노화의 과정, 즉 건강하게 늙어가는 상태라고 할 수 있다. 당뇨나 고혈압 같은 성인병에 걸렸다면 자동차의 속도는 시속 100km로 빨라진다. 암이나 에이즈 같은 질병은 시속 200km 이상으로 폭주하는 자동차인 셈이다.

내장비만인 사람의 자동차는 자기도 모르는 사이에 점점 속도가 빨라진다. 내장비만은 대사성 증후군을 일으켜서 심장병, 고혈압, 뇌졸중, 당뇨 등을 피할 길이 없기 때문이다. 그래서 이 대사 증후군을 흔히 '죽음의 4중주', 또는 '침묵의 살인자'라고 부른다. 허리둘레가 1cm 늘어날 때마다 수명이 1년씩 단축된다는 말은 결코 과장이 아니다. 혹 자신이 대사성 증후군이 아닌지 의심이 된다면 아래 기준을 참고하자.

대사성 증후군의 기준

허리둘레	남자: 90cm 이상 여자: 80cm 이상
혈압	130/85mmHg 이상
공복 혈당	110mg/dL 이상
중성지방	150mg/dL 이상
HDL 콜레스테롤	남자: 40mg/dL 이하 여자: 50mg/dL 이하

물론 한 인간이 이 지구상에 머무는 물리적인 시간의 길이만으로 그 사람의 인생을 평가할 수는 없다. 삶의 의미와 보람을 모두 잃은 채 그저 숨만 쉬고 있다면, 산다는 것 자체가 괴롭고 고통스러울 것이다.

배가 나온 사람 치고 뱃살을 빼고 싶다는 생각을 하지 않는 사람이 없다. 그러나 그들 가운데 내장비만 그 자체를 심각한 질병으로 생각하는 사람이 얼마나 될까? 풍만한 뱃살이 '인격'이 아니라 언제 어떤 질병을 일으킬지 모르는 '독 덩어리'임을 인정하는 사람은 또 얼마나 될까?

사람들이 내장비만의 심각성을 제대로 인정하지 않는 가장 큰 이유는 그것이 별다른 염증이나 통증을 초래하지 않는다는 사실에 있다. 다시 말해 못 견딜 정도로 아프지 않다면 '병'으로 인정을 하지 않고, 따라서 병원을 찾지도 않는 사람들이 대부분이다. 더군다나 남자들은 이상한 고집을 부리며 병을 키우는 경향이 있다. 그러나 본인이 통증을 자각할 단계가 되면 이미 병은 심각한 지경까지 이르렀다고 봐야 한다.

일반인들은 '염증' 하면 먼저 '통증'만을 떠올리지만, 의료계에서는 흔히 염증의 5대 증상을 이렇게 규정한다. 첫째, 색깔이 붉은색으로 변한다. 둘째, 열이 발생한다. 셋째, 붓는다. 넷째, 아프다. 다섯째, 기능이 저하된다.

보다시피 아프다는 통증은 염증의 여러 증상 가운데 하나일 뿐이다. 다시 말해서 본인은 아픔을 느끼지 못하는 염증도 얼마든지 있을 수 있다는 것인데, 의사들이 진단할 때 '촉진(觸診)'을 중시하는 이유가 바로 이것이다. 그냥 가만히 있을 때는 괜찮지만 누르면 통증을 느끼는 경우가 많기 때문이다. 그래서 영어에서는 그냥 가만히 두어도 아픈 통증은 'pain'이라 하고 누르거나 만졌을 때 아픈 통증을 'tenderness'라 하여 서로 구분한다.

독성을 많이 함유한 내장지방은 일종의 염증 상태로서 좀처럼 통증을 수반하지 않는다고 생각한다. 우리는 손가락에 조그만 가시가 박히거나 눈에 모래 한 알만 들어가도 극심한 아픔을 느낀다. 반면 동맥경화는 혈관에 염증이 생긴 것이라 할 수 있는

데, 그렇다고 해서 가시가 박힌 것처럼 즉각적인 반응이 나타나지는 않는다. 또한 간은 '침묵의 장기'라고 할 만큼 웬만해서는 자각증상이 나타나지 않는다.

우리는 우리의 감각 기관을 지나치게 맹신하면 안 된다. 우리가 볼 수 있는 빛과 들을 수 있는 소리는 지극히 제한되어 있다. 마찬가지로 당장 통증이 느껴지지 않는다고 하여 내장비만인 배를 그냥 방치하는 것은 폭주하는 자동차에 올라타고도 깨닫지 못한 사람이다.

넘치는 술잔,
늘어가는 뱃살

內 臟
肥 滿

불룩한 복부를 가리켜 흔히 '술배'라는 표현을 쓴다. 이 '술배'라는 말은 과학적으로 근거가 있는 표현이다.

흔히 알코올을 '비어 있는 열량(empty calories)'이라고 하는데 이는 알코올이 영양소를 전혀 가지고 있지 않으면서도 생각보다 훨씬 많은 열량을 내기 때문이다. 알코올의 열량은 1g에 7kcal에 달한다. 지방의 9kcal에는 못 미치지만, 탄수화물이나 단백질의 4kcal보다는 거의 두 배 가까운 열량을 내는 셈이다.

농부들이 논밭에서 일하다가 막걸리를 한 잔 마시고 나면 다시금 기운을 차리고 일에 몰두할 수 있는 것은 알코올에 에너지원으로 전환되는 열량이 충분히 들어 있기 때문이다. 얼핏 생각할 때 영양소는 없고 열량만 있다면 많이 먹어도 살이 찌지 않을 거라는 생각을 하기 쉬운데, 사실은 오히려 그 반대이다.

알코올은 섭취되는 열량 가운데 가장 먼저 소모되려는 경향을 보인다. 다시 말해서 탄수화물과 지방, 단백질 등이 에너지로 소비되는 것을 방해하는 작용을 한다는 것이다. 그러니 술과 함께 삼겹살이나 장어 같은 기름기 많은 안주를 먹으면, 알코올이 분해되어 에너지원으로 쓰이는 대신 나머지 영양소는 고스란히 우리 몸속에 남게 되는 것이다.

흔히 술자리에서 '안주발 세운다'라는 이유로 친구들의 눈총을 받는 사람이라면, 안주를 한 점씩 집어먹을 때마다 친구의 눈총보다 훨씬 무서운 내장지방이 차곡차곡 쌓여간다는 사실을 상기할 필요가 있다.

그렇다고 안주를 안 먹고 술만 먹을 수는 없는 노릇이다. 사람이 술을 마시는 것도 다 즐겁자고 하는 일인데, 안주 없이 '깡술'을 마신다는 것은 어지간히 술을 좋아하는 사람에게도 고역이기 때문이다. 또한 알코올 중독자가 다른 음식에는 손도 대지 않고 술만 먹는다면, 몸속의 비타민이나 무기질 같은 영양분을 고스란히 빼앗기기 때문에 영양실조에 허덕이게 된다.

결과적으로 술을 많이 마시면 살이 찌는 것은 너무나 당연한 논리적 귀결이다. 그러나 문제는 사회생활을 하다 보면 본인의 의지와는 무관하게 술을 먹어야 하는 때가 많다는 것이다. 다이어트나 운동 등은 모질게 마음을 먹으면 결심을 지켜갈 수 있지만 '술 권하는 사회'라는 말이 웅변하듯 술은 본인의 의지만으로 조절하기 어려운 측면이 있다.

물론 술 역시 무조건 나쁘기만 한 것은 아니다. 어떻게 마시느냐에 따라 오히려 건강에 도움이 되는 때도 있다. 그럼에도 가능한 한 술로 인한 피해를 줄이려는 지혜가 필요하다. 폭탄주를 마시지 마라. 2차, 3차를 가지 마라. 섞어 마시지 마라. 해장술을 마시지 마라. 간이 쉴 틈 없이 매일 연달아 마시지 말라. 비단 술꾼이 아니어도 상식적으로 모두 알고 있는 사실이다. 그러나 의외로 술에 관한 상식 중에는 잘못된 것들도 많다.

첫째, 술을 마실 때 안주를 잘 먹어야 한다는 말을 많이 한다. 물론 '잘 먹는다'라는 말을 어떻게 해석하느냐에 따라 다르겠지만, 흔히 생각하는 것처럼 기름진 육류를 의미하는 것이라면 이것은 잘못된 상식이다. 앞서 말했듯이 술과 함께 먹은 안주는 고스란히 지방으로 당신의 배 속에 축적되기 때문이다. 따라서 '안주를 잘 먹는다'고 할 때 그 안주는 바로 채소다. 미역이나 다시마 같은 해조류도 괜찮다. 그래도 술자리에서 고기 한 점 안 집어먹을 수는 없겠지만, 그런 면에서 고기를 채소에 싸 먹는 '쌈'은 최선까지는 아니라도 차선은 된다.

둘째, 술을 마실 때는 밥을 아예 먹지 않거나 술을 마신 다음에 밥을 먹는 사람이 많다. 원칙적으로는 먼저 밥을 먹고 어느 정도 소화가 된 다음에 술을 먹는 것이 가장 좋다. 심지어 술자리가 끝나고 집에 가서 밥을 찾는 사람도 의외로 많은데, 이것은 조금이라도 빨리 배가 나오고 싶어서 안달하는 것과 마찬가지다. 알코올은 뇌의 포만중추를 마비시켜서 먹어도 먹어도 음식이 계속 들어갈 수 있게 한다. 그래서 술을 먹으면 2차, 3차, 4차를 가면서도 계속 음식이 들어길 수 있다.

셋째, 술을 마시고 나서 운동을 하거나 사우나를 해서 땀을 빼면 술을 빨리 깨는 데 도움이 된다고 믿는 사람들이 있다. 물론 땀을 통해 알코올 성분을 배출하는 데는 도움이 될지 모르지만, 이미 지방으로 전환된 영양소는 소모되지 않는다. 오히려 술을 마신 뒤 과도하게 운동이나 사우나를 하면 심할 경우 목숨이 위험하다는 보고마저 있다.

술을 많이 마실수록 살이 찐다. 똑같이 술을 마셔도 젊었을 때보다 중년 이후에 더 급격히 살이 찌는 것도 사실이다. 아무래도 젊었을 때는 활동량이 많고 에너지 대사도 활발하게 이루어지지만, 나이가 들면 그 두 가지가 모두 줄어들기 때문이다. 뱃살을 줄이고 싶으면 술부터 줄여야 한다.

유해독소를 만들어내는
내장지방

內 臟
肥 滿

사람은 원래 먹는 것과 배설하는 것이 균형을 이루고 몸속에서 정상적인 대사가 이루어지면 누구나 날씬하고 보기 좋은 몸매를 유지할 수 있도록 만들어진 동물이다. 사람뿐만 아니라 모든 동물, 모든 생명체가 마찬가지이다. 따라서 배가 나온다는 사실은 곧 우리 몸속으로 들어가는 것과 나오는 것의 균형이 맞지 않거나 몸속 어딘가에 고장이 생겼다는 신호다.

"야, 너 몇 개월이냐?"

"뭐가?"

"임신 몇 개월이냐고?"

그제야 친구가 측은한 눈길로 자신의 배를 내려다보고 있다는 사실을 깨달은 A는 자신도 모르게 배에 잔뜩 힘을 줘보지만, 자기가 봐도 임신 6개월인 임산부 배가 연상된다. 도대체 이 속에 무엇이 들었을까?

흔히 '똥배'라는 말을 한다. 진짜로 내 배 속에 똥이 잔뜩 들어 있는 걸까? 물론 똥도 들어 있다. 매일 변을 보는 사람도 배 속이, 좀 더 정확히 말하면 대장이 완전히 비워지지는 않는다. 게다가 여러 이유로 몸속에 숙변이 쌓인 경우라면 '똥배'라는 표현도 틀린 것은 아니다.

또 몸속에 숙변이 쌓여 있으면 당연히 거기서 많은 양의 가스가 나온다. 설마 가스 때문에 배가 나올까 생각할지 모르지만, 고무풍선을 연상하면 생각이 달라진다.

똥배는 또한 피하지방이 지나치게 많이 쌓인 것일 수도 있다. 대개 남자보다는 여자의 배 속에 피하지방이 쌓이는 경우가 많기는 하지만, 손으로 꼬집었을 때 두툼하게 잡히는 부분이 피하지방이라고 보면 된다.

그러나 똥배, 특히 남자의 복부 비만은 숙변이나 가스, 피하지방보다 이른바 '내장지방'이 큰 비중을 차지한다. 내장지방은 각 장기 속에, 혹은 장기와 장기 사이의 공간에, 혹은 장기와 장기 사이를 구분해 주는 장간막에 축적된 지방을 말한다.

회식 자리에서 삼겹살을 구워 먹고 있다고 상상해보자. 불판 위에서 지글지글 익어가는 삼겹살은 보기만 해도 군침이 돌 만큼 먹음직스럽다. 이때 삼겹살뿐만 아니라 김치나 마늘, 양파 등을 함께 구워 먹었다고 하자.

먹을 때는 좋다. 그러나 나중에 불을 빼고 나서 차갑게 식은 다음의 불판을 본 적이 있는가? 기름 덩어리가 허옇게 굳어서 들러붙어 있는가 하면 먹다 남은 김치나 마늘 따위가 뒤엉켜 조금 전까지 먹음직스럽던 풍경과는 전혀 딴판이 되어 버린다. 내장지방이란 바로 이런 '더러운 기름때'가 우리 내장 속에 잔뜩 쌓여 있는 것이다.

더 정확하게 비유하자면 위에 언급한 삼겹살의 비곗덩어리는 엄밀히 말해서 내장지방이 아니라 피하지방에 해당한다. 술안주로 즐겨 먹는 곱창, 그것도 손질하기 전의 기름투성이인 곱창을 떠올리면 내장지방을 쉽게 이해할 수 있다.

그나마 소는 풀만 먹는 채식 동물인데도 곱창, 즉 작은창자에 그렇게 많은 기름이 낀다. 하물며 고기를 즐겨 먹는 우리의 배 속이 어떠할지는 대충 상상이 가지 않는가?

그렇다. 중년 남자들의 불룩한 배 속에는 열이면 열, 이런 내장지방이 잔뜩 끼어 있다고 해도 과언이 아니다. 내장지방이 심각한 것은 여기서 온갖 종류의 독소가 만들어진다는 점이다. 상식적으로 생각해도 폐유 찌꺼기에서 심한 악취나 가스가 발생한다는 것은 충분히 상상할 수 있다.

사람의 몸은 입에서 항문까지 하나의 기다란 파이프로 연결되어 있다. 배 속에 폐유 찌꺼기가 잔뜩 쌓여 있으니 어찌 그 사람의 방귀나 변에서 지독한 냄새가 나지 않을 수 있겠는가. 또 그것이 위로 올라오면 입에서도 심한 구취가 당연히 난다.

그나마 독소가 배 속에 가만히 있다면 괜찮을 텐데 그럴 수 없다. 독소는 다시 장의 점막을 통해 혈관으로 들어가고 피와 함께 우리의 온몸으로 퍼져 간다. 이로 인해 생길 수 있는 질병의 종류를 한 번 살펴보자.

내장지방으로 인해 장내 유해독소가 일으키는 질병

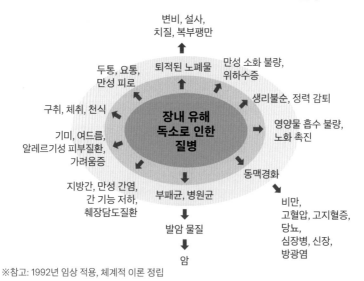

※참고: 1992년 임상 적용, 체계적 이론 정립

인체 내의 독소, 즉 때는 기체와 액체와 고체 등 세 가지 형태 모두를 가질 수 있다. 기체는 가스, 액체는 기름, 고체는 그 가스와 기름이 대변으로 응고되어 덩어리가 된 것을 의미한다.

정상적인 과정이라면 해독 기관에 의해 몸 밖으로 배출되어야 하지만 그 양이 지나치게 많아지거나 해독 기관 자체에 문제가 생기면 몸속 구석구석 때가 쌓이기 시작한다. 게다가 쌓인 때는 혈액과 림프액을 타고, 혹은 세포에 침투하여 온몸을 돌아다닌다.

혈관으로 들어간 때는 어떻게 될까? 피는 대부분 물로 이루어지는데, 기름은 물보다 무거우니 자연스럽게 순환되지 못하고 한 군데 모인다. 이렇게 되면 피가 제대로 흐르지 않는다. 심장은 장애물이 많은 혈관 속으로 피를 보내기 위해 더욱 무리하게 된다. 혈관이 더 좁아지면 결국 압력을 이기지 못해 혈관이 막히거나 터져 버리는 사태가 발생한다. 예를 들어 뇌혈관이 막힌 상태를 뇌경색이라 하고, 뇌혈관이 터지는 것을 뇌출혈이라 한다.

우리 몸의 6대 해독 기관

우리 몸에는 장, 간, 폐, 피부, 림프, 신장까지 6개의 해독 기관이 있다. 이 기관들의 주요 기능과 이상이 있을 때 발생하는 증세에 내해 알아보자.

기관	주요 기능	이상 증세
장	배변	변비가 생긴다. 가스가 찬다. 방귀 냄새가 심하다.
간	담즙 생성	배가 빵빵하다. 속이 메스껍거나 더부룩한 느낌이 든다.
폐	호흡	콧물이 흐르고 지속적으로 재채기가 나온다. 호흡이 거칠다.
피부	호흡, 땀 배출	피부가 충혈되거나 건조해진다.
림프	기름길	면역력이 저하되고, 감기에 잘 걸린다. 피곤하고 잘 붓는다.
신장	배뇨	소변이 부옇고 냄새가 심하다. 소변이 시원하지 않다.

많이 먹지 않아도
내장비만이 되는 이유

內　臟
肥　滿

'호흡'은 백과사전에 '생물이 물질을 산화 또는 분해하여 생명 활동에 필요한 에너지를 획득하는 작용'이라고 정의되어 있다. 다시 말해서 우리가 숨을 쉰다는 것은 우리의 세포에 산소를 공급한다는 의미이다. 산소가 없으면 세포는 영양분을 '태우지' 못한다. 인간을 포함한 모든 동물은 몸 밖에서 영양분을 섭취하고 그것을 산소로 연소시켜 에너지를 얻는다.

　가장 이상적인 대사 작용은 에너지원과 산소가 균형을 이루는 것이다. 하지만 과도한 운동이나 폭음, 과식 등으로 인해 에너지원과 산소의 균형이 깨지면 대사과정에서 남거나 부족한 산소가 불안정한 상태로 바뀐다. 이렇게 체내에 남는 산소 대사의 찌꺼기가 바로 그 악명 높은 활성산소, 즉 유해산소이다.

활성산소 혹은 유해산소의 '산소'는 호흡을 통해 거두어들이는 일반적인 산소와는 전혀 다른 물질이다. 간단히 말해서 활성산소는 그 자체가 일종의 '독'이며, 수많은 현대병의 원흉으로 작용한다.

흔히들 장마가 끝나면 흔히 눅눅해진 이불을 햇볕에 말리는데, 이것은 태양 광선의 자외선을 이용해 살균 효과를 보기 위해서다. 그러나 자외선 그 자체가 세균을 죽이는 것이 아니라, 자외선을 쬔 자리에서 발생하는 활성산소가 곰팡이나 세균을 죽이는 것이다. 활성산소가 이불이나 세탁물의 곰팡이와 세균을 제거하고 소독해주는 작용을 하는 것은 고마운 일이지만, 동식물의 생명에 관계되는 살상력을 발휘하기에 이르면 문제가 대단히 심각해진다. 일본의 학자 니와 유키에는 『격증: 활성산소가 당신을 죽인다(激增. 活性酸素が死を招く)』라는 자극적인 제목의 책을 펴내기까지 했다.

활성산소는 그 자체가 독이기도 하지만 그 활동이 또 다른 독을 만들어내기도 한다. 원래 손이 두 개이던 녀석이 하나를 잃어버렸으니, 호시탐탐 하나를 보충하려고 기회를 엿본다고나 할까. 이렇게 해서 무언가가 활성산소에게 붙잡히는 현상을 '과산화'라고 한다.

'산소'는 아주 밝고 건강한 이미지를 가진 단어지만 '산화'라고 하면 벌써 왠지 시큼하고 부정적인 이미지가 생겨난다. 여기에 '과'가 덧붙어 '과산화'가 되면 이미 그 어감만으로도 불길한 느낌이 든다.

우리에게 가장 익숙한 '과산화'의 용례는 아마도 '과산화수소수'가 아닐까 싶다. 상처 난 곳에 바르면 하얗게 거품이 일면서 무지하게 따가운 느낌을 주던 소독약이 바로 과산화수소수이다. 물론 상처에 바르면 균을 없애고 소독을 해주니 좋은 역할을 하지만, 이것이 우리 몸속을 제멋대로 휘젓고 다니며 아군 적군을 가리지 않고 마구 죽여 버리면 문제가 심각해진다.

또한 활성산소에 의해 과산화되기 가장 쉬운 것 가운데 하나가 바로 지질, 즉 지방이다. 우리 몸에 꼭 필요한 영양소 가운데 하나인 지방이 활성산소를 만나면 그 이름도 부담스러운 '과산화지질'이 되어 졸지에 악당으로 변신해 버리는 것이다. 바로 이 과산화지질이 이 책의 주제인 내장지방의 원흉이라 해도 과언이 아니다.

간혹 식사를 통해 지방을 많이 섭취하지도 않고, 술도 전혀 마시지 않을 뿐만 아니라 약물 복용도 하지 않는데 지방간이 생기는 사람이 종종 있다. 그 이유는 생체 내에서 과잉 활성화된 유해산소가 과산화지질과 결합하면서 세포막을 파괴하기 때문이다. 스트레스, 술, 담배, 인스턴트 식품, 환경 공해, 전자 파동 등으로 발생한 유해산소가 체내 지방을 과산화시켜 지방간을 만들게 되는 것이다.

몸속에 방치된 활성산소는 온몸을 헤집고 다니며 제 살길을 찾게 되는데, 우선 우리 몸의 지방을 태워 안정된 분자 구조를 유지하려고 한다. 신경세포 구조의 많은 부분은 지방이므로 지방이 타기 시작하면 세포의 성질이 변한다. 즉 원래 세포와 다른 성질의 세포가 되는 것이다.

보통 사람들은 고기나 생선을 먹을 때 탄 부분은 없는지를 살펴보고 입에 넣는다. 탄 고기를 먹으면 암에 걸리기 쉽다는 인식 때문이다. 하지만 그들이 근본적으로 놓치고 있는 것이 있다. 우리 몸이 내부에서 발생한 활성산소로부터 타들어가는 세포 때문에 망가지고 있다는 점을 왜 간과할까? 활성산소의 공격으로 세포가 죽을 지경에 이르지 않는다고 해도 세포가 약간만 변형되면 유전자는 매우 큰 곤란을 겪는다. 이때부터 몸은 혼란 속에 빠져들기 시작하여 무병장수와는 반대쪽에 서게 된다.

결국 활성산소로 우리 몸의 노화는 더욱 가속화된다. 그리고 모든 질병이 여기에서부터 비롯된다. 물론 암의 원인도 따지고 보면 활성산소와 관련이 있다. 따라서 우리가 '해독'을 이야기할 때, 이것은 다시 말해 우리의 몸에서 '과잉으로 생성된 활성산소(유해산소)를 없애는 작업'이라 해도 과언이 아니다.

활성산소

산소의 대사과정에서 산소가 불완전하게 환원되면 생체에 독성을 나타낼 수 있는 각종 반응성 중간 대사 산물들이 생성될 수 있다. 이러한 물질로는 superoxide radical(O_2), hydroxyl radical(HO^-), hydrogen preoxide(H_2O_2), singlet oxygen(O_2) 등이 있다. 이들 산소 대사의 유독성 부산물을 활성산소종(reactive oxygen species, ROS)이라 한다.

활성산소는 쌍을 이루지 못한 전자를 가지고 있으므로 전자 하나를 빼앗아 전자쌍을 이루어 안정해지려는 성질을 가지고 있다. 전자 하나를 잃어버린 분자는 활성산소가 되어 또 다른 분자로부터 전자를 취하고 활성화된다. 따라서 강력한 산화 작용을 하게 되며 세포 손상의 연쇄 작용이 일어나서 더 많은 활성산소종이 생성된다.

인간의 몸은 수분이 약 55~65%를 차지하고 있다. 물(H_2O)은 산소(O) 원자 하나에 수소(H) 원자 두 개가 결합된 형으로 안정되어 있는 것이 보통이다. 그런데 자외선을 만나면 안정되어 있던 물 분자가 파괴되어 두 개이던 하나의 수소 원자가 분리되어 산소 원자와 수소 원자가 하나씩 합해진 형(OH)과 수소 원자 하나(H)로 분해되기도 한다.

산소 원자와 수소 원자가 하나씩 불안정한 상태로 성립되어 있는 형(OH)이 활성산소의 한 모습이다. 이렇게 어느 한 분자의 파괴로 일단 산화가 시작되면, 다시 말해서 전자를 빼앗는 활동이 시작되면 전자를 빼앗긴 분자는 다시 다른 곳에서 보충하려 하므로 연쇄적으로 심한 전자의 쟁탈전이 시작된다. 이것이 활성산소가 마음대로 난동을 피우는 이유이다.

몸속 내장지방의
실체를 확인하라

內 臟
肥 滿

혹시 사람의 복부에도 '앞배'가 있고 '뒷배'가 있다는 이야기를 들어보았는가?

'뒷배'는 의사들 사이에서 쓰는 일종의 은어이다. 의사들이 차트나 진료 지시서를 쓸 때 복부를 'abdomen'으로 쓰는데, 이 것을 흔히 '앞배'라고 하고 그의 반대인 등을 '뒷배'라고 부른다.

맹장 수술 등으로 복부를 절개해야 할 때 환자의 복부에 내 장지방이 너무 많으면 제대로 수술하기가 어렵다. 이럴 때는 어 쩔 수 없이 '뒷배'로 들어간다. 즉 등을 절개해서 맹장 수술을 하 는 경우가 생긴다. 심한 복부 비만인 환자는 부득이하게 의사들이 뒤로 수술할 수밖에 없게 만든다.

배꼽 부위와 허리 부근을 잡았을 때 잡히는 피하지방은 건강상에는 그렇게 문제가 되지 않으나 무서운 것은 복강 안의 장 주위에 달라붙는 내장지방이라고 불리는 것이다. 남성의 복부비만은 대부분 내장지방이 많은 내장지방형 비만이다. 여성도 20대에는 피하지방이 많지만, 40대 이후는 내장지방이 많다.

의사들이야 해부를 하므로 그 실체를 확인할 수 있지만, 일반인들은 보통 자기 몸속을 들여다볼 일이 없다. 내장지방이라 말은 들어보았겠지만 실제로 사람의 배 속이 어떻게 생겼고 지방이 어디에 어떻게 쌓여 있다는 이야기인지 잘 납득되지 않을 것이다. 그래서 내장지방의 실체를 생생히 볼 수 있는 CT 사진 몇 장을 소개하겠다.

다음 장의 사진들은 사람의 배를 옆으로 잘랐을 때의 모습을 담았다고 생각하면 이해가 쉽다. 위에 오목하게 들어간 부분이 배꼽이다. A로 표시된 부분은 피하지방, B로 표시된 밝은 부분은 소장과 대장 등 각종 장기이다. 그리고 C, 즉 피하지방과 장기 사이에 시커멓게 나와 있는 부분, 이것이 바로 그 악명 높은 내장지방이다.

〈그림 1〉은 아무런 설명 없이 그냥 봐도 마치 항아리 속에 김장김치를 정갈하게 차곡차곡 넣어둔 것처럼 질서와 조화가 느껴진다. 31세 여성의 배 속인데, 적어도 비만과 관련된 한 모든

수치가 비교적 이상적이다. 〈그림 2〉는 C, 즉 내장지방은 별로 보이지 않는 대신 A, 즉 피하지방이 두껍게 형성되어 있다. 대개 여자는 피하지방, 남자는 내장지방이 많다.

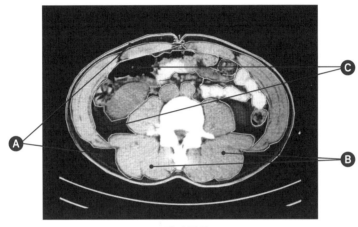

그림1 | 정상

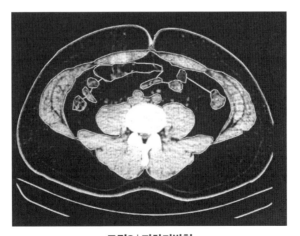

그림2 | 피하지방형

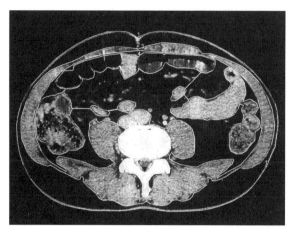

그림3 | 내장지방형

　〈그림 3〉은 전형적인 내장지방형 비만을 보여준다. 일반적으로 피하지방 면적에 대한 내장지방의 면적 비율이 0.4 이상이면 내장지방형 비만으로 분류되는데, 이 환자의 경우 그 비율이 무려 1.39에 달한다. CT 사진만 봐도 내 눈에는 복부라는 항아리 속에 내장들이 기름에 푹 절어진 채로 들어 있는 상태로 보인다. 실제로 이 환자는 검사 6개월 전에 신장암이 간과 폐에까지 전이되어 수술을 받았고, 당뇨병, 고혈압, 심장혈관 관련 질환까지 가지고 있었다.

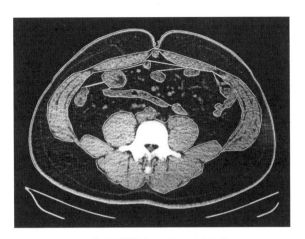

그림4 | 혼합형(피하지방+내장지방)

〈그림 4〉의 경우는 피하지방 면적에 대한 내장지방 면적의 비율이 0.6이다. 역시 0.4가 넘기 때문에 내장지방형 비만에 속한다. 그러나 이 환자의 수치는 〈그림 3〉의 1.39에 비하면 절반밖에 되지 않는다. 그렇다고 해서 〈그림 4〉의 내장지방이 〈그림 3〉의 절반이라고 할 수는 없다. 수치가 낮은 것은 내장지방이 적기 때문이 아니라 상대적으로 피하지방이 그만큼 많기 때문이다. 실제로 이 환자의 피하지방 면적은 286.7cm²에 달한다. 수치는 낮게 나왔다 할지라도 CT 사진을 보면 내장지방 역시 상당한 편이기 때문에 결코 안심할 수 없는 상태이다.

이상 네 환자의 체성분 검사 결과를 도표로 나타내면 다음과 같다.

	그림1 (31세, 여)	그림2 (35세, 여)	그림3 (61세, 남)	그림4 (37세, 남)
비만 형태	정상	피하지방형	내장지방형	혼합형
신장(cm)	163	164	168	173
체중(kg)	53.1	67.7	70.7	103.9
체질량지수(kg/m^2)	20	25.2	25.1	34.7
비만도(%)	95	119	117	159
체지방률(%)	16.6	32.2	23.7	31.8
복부지방률(%)	0.83	0.86	0.93	1.00

체질량 지수와 비만도를 놓고 보면 네 사람 가운데 〈그림 4〉가 가장 심하다. 그러나 실제로 가장 문제가 많은 환자는 오히려 〈그림 3〉에 해당한다. 이처럼 내장지방은 흔히 '숨은 비만'이라고 불릴 만큼 겉보기나 수치상으로는 잘 드러나지 않는다. 심지어 비쩍 말라 보이는 사람도 내장지방이 심각한 상태에 도달해 있는 경우가 많다.

그런데도 내장지방은 우리의 건강을 크게 위협한다. 내장지방이 많다는 것은 곧 유독 가스를 풍풍 뿜어내는 연탄아궁이를 배 속에 집어넣고 있는 것과 다를 바 없기 때문이다.

당신의 배 속은 어떤 상태일까?

내장비만을
자가 진단하라

內 臟
肥 滿

자, 그렇다면 내 배 속에 내장지방이 얼마나 끼어 있는지 알 수 있는 자가진단 방법은 무엇일까? 가장 간단한 것은 본인의 배가 얼마나 나왔는지 눈으로 직접 보거나 만져 보면 된다. 배가 나왔다고 해서 100% 내장지방형 비만이라고 단정 짓기는 어렵지만, 지금까지 내 경험에 비춰볼 때 90% 이상은 내장지방으로 봐도 큰 무리가 없다. 내장지방이 증가하면 하복부가 안으로부터 밀려 나와서 팽창되며 벨트의 길이가 늘어난다. 상의 사이즈는 별 변화가 없는데 바지가 맞지 않는다거나 벨트 구멍의 위치가 10cm 이상 변화하면 내장지방이 고여 있을 가능성이 높다.

그러나 배가 나왔으면 내장비만의 가능성이 높다는 말이 곧 배가 나오지 않은 사람은 내장비만의 가능성이 없다는 의미는 아니다. 앞서 말했듯이 비교적 마른 체형을 가진 사람 중에도 내장비만은 얼마든지 있을 수 있기 때문이다.

그 밖에 본인이 직접 자신의 비만도를 측정하는 방법도 여러 가지가 있다. 우선 줄자로 자신의 허리둘레를 재보는 방법이 가장 간단하다. 줄자가 배꼽을 지나가게 재었을 때 남자는 90cm(35.4in), 여자는 80cm(31.5in) 이상이면 일단 상당한 내장지방이 끼어 있을 가능성이 크다.

남들보다 키나 골격이 월등히 크거나 작은 사람들은 허리둘레만으로 내장비만의 정도를 측정하기에 무리가 따른다. 그래서 좀 더 정확하게 비만도를 측정하기 위해서는 이른바 '체질량 지수(BMI)'를 계산해 보아야 한다.

체질량 지수

그룹	BMI(kg/m²)
저체중	10~18.5
정상아	18.5~23
과체중(위험 체중)	23~25
비만	25~30
고도비만	30~70

계산은 아주 간단해서, 몸무게를 키의 제곱으로 나누기만 하면 된다. 예를 들어 체중이 60kg이고 키가 150cm인 경우 BMI는 '$60 \div (1.5 \times 1.5) = 26.7$'이다.

이 수치가 무엇을 의미하는 것일까. 그러나 이 방법은 개인마다 다르게 가지고 있는 몸의 수분량, 근육량이나 가장 중요한 체지방량을 고려하지 않고 단순히 키와 몸무게만을 이용하기 때문에 개인에 따라 오차가 날 수 있다. 그래서 다음과 같은 체크리스트를 만들어 보았는데, 해당 항목이 다섯 개 이상이면 심각한 내장비만으로 봐도 무리가 없다.

내장비만 자가 진단

- ☑ 20세(여성은 18세) 때보다 체중이 더 나간다.
- ☑ 아랫배가 나왔다.
- ☑ 술을 일주일에 1회 이상 마신다.
- ☑ 아침 식사를 거르는 날이 많다.
- ☑ 외식을 자주 한다.
- ☑ 야식이나 간식을 자주 먹는다.
- ☑ 평소 자동차를 운전하거나 조금 걷기 싫어서 택시를 타는 경우가 많다.
- ☑ 항상 피곤하고 예전보다 체력이 떨어진 듯한 느낌이 든다.
- ☑ 달고 맵고 짠, 자극적인 반찬을 좋아한다.
- ☑ 심심하거나 스트레스를 받거나 마음이 조급해지면 무언가를 먹고 싶어진다.
- ☑ 밥이든 간식이든 배불리 먹지 않으면 성이 차지 않는다.

우리나라 사람들은 몸에 좋다고만 하면 설령 혐오 식품으로 손가락질을 받는다 해도 돈을 아끼지 않고 구해 먹는 편이다. 한때는 이른바 '보신 관광'으로 이웃나라의 비웃음을 사기도 했다. 물론 몸에 좋은 것을 먹고 싶은 사람의 욕심은 충분히 이해할 수 있는 자연스러운 욕구다. 그러나 그것이 과연 자신의 몸을 아끼고 돌보는 최선의 방법인지 다시 한번 생각해볼 필요가 있다. 먹는 것에 쓰는 신경의 반, 아니 3분의 1만이라도 자신의 몸에 신경을 쓴다면 굳이 좋은 것을 찾아 먹지 않아도 얼마든지 건강을 유지할 수 있다.

여기서 내장비만을 스스로 확인하는 여러 가지 방법을 소개했지만, 가장 확실한 방법은 비만 전문 병원을 찾아가 제대로 진단을 받아 보는 것이다. 요즘 많은 병원에서 도입하고 있는 검사 방법으로 BIA(Bioelectrical Impedance Analysis)라는 것이 있다. 이것은 사람의 몸에 낮은 교류 전압을 통과시킬 때 주파수에 따라 일정한 저항이 발생하며, 이때 생긴 임피던스(교류 회로에서 전압과 전류의 비율)가 체성분 구성과 일정한 연관성을 보인다는 점을 이용한 검사 방법이다. 이 검사의 결과는 특히 체중의 변화에 따른 체지방량의 미세한 차이를 포착하는 데 효과적이다. 또한 앞에서 사진을 소개한 것처럼 CT, 즉 컴퓨터 단층 촬영을 통해 체지방을 측정하는 때도 많다.

병원을 찾아가 이런 여러 가지 방법으로 복부 비만을 점검하는 것은 생각만큼 절차가 복잡하지도 않고 시간과 비용이 많이 들지도 않는다. 그렇게 자신의 상태를 정확히 판단하고 대책을 세우는 것이 생명 보험에 가입하는 것보다 훨씬 낫다. 검사를 통하여 '죽음의 4중주'라고 불리는 심장병, 고혈압, 뇌졸중, 당뇨병을 예방함은 물론 부수적으로 뱃살이 빠지는 보너스까지 누릴 수 있다면, 세상에 자기 자신과 가족을 위해 이보다 더 좋은 선물이 어디에 있겠는가.

비만, 특히 복부 비만은 자기 자신에 대한 애정의 결핍에서 비롯된다는 것이 내 지론이다. 내 몸은 지금 이 순간에도 나의 생명과 건강을 지켜나가기 위해 최선의 노력을 다하고 있다. 그런데도 우리는 무절제한 식생활과 부정적인 사고방식 등으로 온갖 독소를 우리 몸속에 집어넣거나 만들어내고 있다. 그 중간 결과가 바로 불룩한 당신의 아랫배이다.

독일의 어느 의사는 이렇게 말했다.

> "질병은 10막에 걸친 연극이다. 1막에서 3막까지는 별다른 주의 없이 지나간다. 4막에서 6막은 환자들로 넘쳐나는 병원에서 펼쳐지며, 7막에서 9막, 그리고 마지막 10막은 중환자실에서 그 막을 내린다."

배가 나왔다면 당신의 연극도 이미 시작된 것이다.

셀룰라이트(Cellulite)

셀룰라이트는 특정 부위의 피하지방이 과다하게 축적되어 피부 표면이 울퉁불퉁하게 되는 것으로, 지방 세포의 크기가 증가하여 혈관과 림프를 누르는 현상이다. 이렇게 되면 몸의 순환이 방해를 받아 신진대사가 감소하고, 섬유질이 형성되어 피부가 차갑고 단단해진다.

셀룰라이트는 신진대사 과정에서 노폐물, 독소 등이 밖으로 배설되지 못하고 지방층에 쌓인 결과물로, 주로 허벅지와 엉덩이, 무릎 안쪽, 팔 바깥쪽, 배 등에 주로 발생하여 국소지방의 원인이 된다.

지방분포도

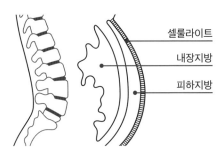

셀룰라이트
내장지방
피하지방

겉을 보면
속병을 알 수 있다

內 臟
肥 滿

식물은 태양에서 오는 빛 에너지만 있으면 광합성을 통해 스스로 자신의 생명을 유지하는 데 필요한 영양소를 만들어낸다. 또 물과 무기염, 무기 질소 화합물 등의 무기물은 뿌리에서 흡수한다. 그러나 동물은 탄수화물이나 지질, 단백질 등의 유기물을 무기물에서 직접 합성하는 능력이 없으므로 외부에서 섭취해야한다. 이러한 과정을 '소화'라고 부른다.

따라서 동물의 소화기관이 식물의 뿌리에 해당한다. 무릇 뿌리가 튼튼한 나무가 많은 잎을 만들고 많은 꽃을 피우듯, 사람은 소화기관이 튼튼해야 모든 생명 활동이 제대로 돌아간다.

나무의 생명력은 가지나 줄기에 있는 것이 아니라 뿌리에 있다. 마찬가지로 인간의 생물학적 힘 또한 팔이나 다리에 있는 것이 아니라 뿌리, 즉 소화기관에 있다. 그런 점에서 내장 기관을 '인간의 뿌리 시스템'이라 정의한 의학박사 프란츠-사비어 마이어의 혜안은 많은 의미를 내포한다.

내장 기관은 섭취한 음식물을 소화시키고, 융모로 생명에 필수적인 영양분을 흡수하여 온몸에 전달하는 역할을 한다. 대사 과정에서 노폐물과 독을 걸러내기 때문에 건강에 있어 가장 본질적인 의미를 담고 있는 곳이다. 마이어 박사는 복부의 겉모습과 체형으로 이곳의 건강을 판단했다.

나쁜 자세와 습관으로 체형이 굳어졌다고 생각하기 쉽지만 마이어 박사는 이것이 단순한 습관의 문제가 아니라 몸속의 각 장기, 특히 소장이 어떤 상태냐에 따라 인체가 균형을 잡기 위해 어쩔 수 없이 그런 부자연스러운 자세를 취한다고 보았다.

다음 7가지 그림을 보면 어떤 체형이 가장 바람직한지 누구나 알 수 있다. 옷을 벗고 거울에 옆 모습을 비춰보고 자신의 체형이 어디에 속하는지 찾아보자. 단, '좋은 자세'를 의식하지 말고 가장 자연스러운 평소의 자세를 취해야 한다. 늙어서 꼬부랑 할머니, 할아버지가 되는 차원의 문제가 아니다. 동양인과 서양인의 체형이 다르고 그밖에도 여러 변수가 작용하기도 하지만 장의 상태와 체형의 연관 관계를 고려하면 상당히 설득력이 있다.

복부 형태에 따른 자가진단

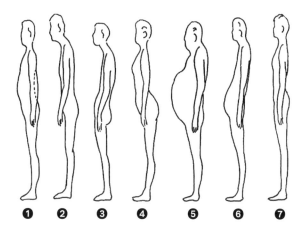

그림 ❶ 차렷형

만성적인 소화 장애에 시달리는 위와 장은 더욱 많은 공간이 필요하다. 따라서 근육질의 사람은 가슴을 내밀고 가슴선을 강화하게 되고, 균형을 잡기 위해서 하체는 뒤로 향하게 된다. 엉덩이가 탄력을 잃고 늘어지기도 한다.

그림 ❷ 준비형

상체를 조금 더 숙이면 영락없이 달리기를 시작하기 직전에 준비 자세를 취한 사람처럼 보인다. 그림에서는 잘 나타나지 않지만 장의 활동이 활발하지 못해서 복강에 노폐물이 축적되어 있다. 근육이 없는 사람들이 이런 상태에 처하면 요추를 곧게 펴는 대신 상체를 앞으로 굽히게 된다. 여기서 조금 더 심해지면 마치 배가 아파서 몸을 수그린 사람의 자세로 악화된다.

그림 ❸ 물음표형

근육이 없고 장이 손상된 사람의 경우, 장 속에 노폐물이 잔 뜩 쌓여 무게중심을 잡기 위해서는 위쪽 척추가 휘는 형태가 된다. 그림을 좀 더 과장되게 표현하면 물음표와 비슷해진 다. 어린이와 청소년에게 자주 나타나는 체형이기도 하다.

그림 ❹ 오리형

소화 장애로 복부의 공간이 더욱 확대된 형태이다. 이 때문 에 엉덩이를 뒤로 빼야 균형을 잡을 수 있고, 위쪽 척추가 펴 지기 때문에 가슴 부위가 넓고 높아진다. 결과적으로 목이 짧아지기도 한다.

그림 ❺ 큰북형

내장지방이 가장 많이 쌓여 있는 체형이다. 이 자세는 큰 북 을 들고 있는 군인의 모습을 연상시킨다. 주변 사람들로부터 '똥배'라는 놀림을 받기도 하겠지만, 실제로 이 사람의 복부 에는 가스와 숙변, 내장지방이 가득 차 있을 가능성이 크다. 흉부가 넓어지고 올라가는 바람에 머리는 어깨 사이에 묻히고, 흉부 척추가 구부러지고 요추가 접히는 것은 소화기관이 심각한 상태에 처해 있음을 보여준다.

그림 ❻ 자루형

복부에 씨앗이 가득 든 자루를 들고 있는 농부를 연상케 하는 체형이다. 장이 늘어지고 만성적인 숙변과 내장지방 때문에 불룩한 자루 같은 '똥배'가 생긴 것이다. 복부가 앞으로 나온 탓에 몸의 균형을 유지하기 위해 상체가 뒤로 젖혀지는 듯한 자세가 된다.

그림 ❼ 건강인형

건강인은 척추가 곧고 복부 근육이 팽팽하다.

장의 기능이 온전하지 못하다는 것은 곧 기껏 섭취한 영양소를 제대로 소화하지 못하고 노폐물을 제대로 배출하지도 못한다는 의미이다. 이렇게 해서 차곡차곡 쌓인 노폐물이 내장비만으로 이어진다는 점은 굳이 말할 필요도 없다.

장의 균형이
깨지면서 생기는 질병들

內臟
肥滿

생명이란 끊임없는 움직임의 과정이다. 생명체의 속성은 쉼 없이 이어지는 무수한 작용의 총체로서 균형을 이루어 항상성, 즉 생명을 유지하는 것이다. 왜냐하면 생명체가 몸을 담고 사는 환경은 끊임없이 변화하며 각 생명체는 여기에 적응하기 위해 끊임없이 노력해야 하는데 어떤 원인에 의해서든 신체 내 균형이 깨지면 생명과는 반대의 방향으로 치닫기 때문이다.

내장지방은 장기에 들러붙어서 몸의 균형을 깨뜨린다. 장기에 들러붙은 내장지방이 부패하면 독소가 발생한다. 이 독소는 우리 몸에 이로운 세균을 파괴하는 동시에, 각종 유해균에게는 최상의 생존 조건을 제공한다. 나아가 이 독소에 의해 점막에 손상이 일어나고, 손상된 점막을 통해 혈관으로 침투한 독소는 혈류를 타고 온몸으로 순환된다. 마치 연탄가스가 연통을 통해 원활히 배출되지 못하면 아궁이 자체를 부식시키듯 내장지방은 장 내 자가 중독(autointoxcation)을 유발하는 주범인 셈이다.

사람이 태어나서 24시간이 지나면 장 속에는 100조나 되는 어마어마한 숫자의 미생물이 서식한다. 종류만 따져도 100여 종에 달하는 이 미생물들을 현미경으로 보면 마치 꽃밭이나 바닷속 해초를 보는 듯한 느낌을 준다. 그 모양이 꽃처럼 생겼다고 해서 꽃의 여신 이름을 따 '플로라(flora)'라고 한다.

생명의 항상성을 유지하는 해독과 면역의 총집합체인 장은 그러한 플로라가 얼마나 균형 있게 항상성을 유지하느냐에 따라 장내 질서가 정상적으로 유지되기도 하고 깨지기도 한다. 장에 모여 사는 플로라의 균형이 깨지면 여러 가지 장 질환을 일으키는 것이다.

장내 세균총의 불균형 중 흔히 발견되는 질병이 칸디다증이다. 칸디다는 곰팡이의 일종으로 정상 장내 세균총과 장내 산성도, 면역계의 조절을 받는다. 효모균 칸디다 알비칸스(Candida albicans)는 지킬 박사와 하이드 씨 같은 양면적 생존 양식을 보인다. 어떤 때는 문제를 일으키지 않지만 스테로이드제, 항생제, 화학 요법제 등 만성 질환으로 장기간에 걸쳐 약을 복용해 면역력이 떨어지면 때로 치명적인 작용을 일으키기 때문이다.

사람의 창자에는 정상적으로 칸디다가 많이 존재하는데, 면역체계가 약해지면 이들 효모 세포가 혈류로 이동한다. 일단 이들 세포가 장이나 뇌, 눈과 같은 신체 기관에 다다르면 세포로부터 기다란 균사가 나와서 세포 조직 깊숙이 파고들게 된다.

칸디다가 일으키는 전염병으로는 구강 내 아구창에서부터 전신성 질환에 이르기까지 다양한 범위의 질병이 있으며, 심하면 사망에까지 이르는 것으로 알려져 있다.

어떤 원인으로든 칸디다가 많이 자라서 장내 세균의 대부분을 차지하게 되면 칸디다가 분비하는 '프로테아제'라는 단백질 분해효소로 1gA라는 방어 항체가 분해되면서 장 점막이 상하고, 점막에 칸디다가 군집을 형성하게 된다.

그리고 칸디다가 분비하는 독소는 혈액으로 흡수되어 면역계, 내분비계에 이상을 초래한다. 칸디다는 점막뿐만 아니라 세포와 장융모를 파괴하여 여러 가지 독성 물질과 완전히 소화되지 않은 고분자 물질들이 장 점막을 통과하게 해 장 누수(Leaky gut) 증후군을 일으키는 주원인이 된다.

장 누수 증후군 발생 과정

장 기능, 소화 기능 저하

↓

장내 독성화

↓

칸디다와 기생충

↓

장내 세균총의 불균형

↓

장 누수 증후군

↓

만성 질환, 알레르기, 관절염 등 유발

장 누수 증후군을 이해하려면 간의 해독 작용을 설명해야 한다. 간은 몸 안의 독성 물질을 안전하게 바꾸어 몸 밖으로 배출하기 쉽게 만드는 가장 중요한 해독 기관인데, 장 누수 증후군은 간의 부하를 더 증가시킨다. 장 점막의 투과성 증가로 더 많은 독성 물질이 혈액으로 유입되고 간으로 운반되기 때문이다.

염증성 자극 물질이 간을 자극하면 간은 여러 화학 물질을 중화하는 기능을 잃어버리고, 계속 밀려 들어오는 독성 물질이 장 누수 증후군 같은 염증을 일으키는 원인이 된다. 장 누수 증후군은 알코올, 환경 공해, 독성 화학물, 독성 대사산물 등과 더불어 간에 독성에 의한 부하를 증가시키고, 유해산소로 인한 손상을 증가시킨다. 그러므로 어떤 방법으로든 간의 부하를 줄일 수 있는 효과적인 해독 작용을 생각하는 것이 중요하다.

일반적으로 장 누수 증후군을 인식할 수 있는 병은 '알레르기'라는 말이 붙는 거의 모든 병명에 적용된다. 장 아토피, 천식, 알레르기, 장염, 관절염 등 염증성 질환에 이르기까지 모두 장의 균형이 깨져 생긴 병들이다.

내장지방은
성적 능력을 감퇴시킨다

內 臟
肥 滿

우리나라 남자들의 정력에 대한 집착은 실로 그 정성이 갸륵할
정도이다. 물개에서부터 불개미에 이르기까지, 정력에 좋다는
소문만 나면 가리지 않는다. 솔직히 나는 이 같은 행태를 꼭 부
정적으로만 보지는 않는다. 어떻게 해서라도 정력을 보강하고
싶은 남자의 욕구는 충분히 이해가 가는 일이고, 물개든 불개미
든 영양학적 측면에서 어느 정도 근거가 있을지도 모른다. 설령
직접적인 효과는 대단하지 않더라도 플라시보 효과로 가짜 약
이지만 진짜라는 믿음을 가지고 먹으면 실제로 도움이 될 수도
있다.

더군다나 정력을 키우고 싶은 남자의 바람은 자기 자신의 쾌락을 위해서라기보다 상대방을 더욱 만족시키고 싶은 이타적인 (?) 욕망에서 비롯된다고 볼 수도 있으니 어찌 갸륵하지 않겠는가. 또한 남자들의 성적인 자신감은 생활 전반에 걸쳐 이어진다 해도 과언이 아니다. 자신의 남성성에 자신이 있는 사람은 매사에 적극적이고 활발한 경우가 많다. 오죽하면 돈을 잘 벌지 못해도 '밤일' 하나만 잘하면 마누라한테 쫓겨날 염려는 없다는 우스갯소리까지 나돌 정도이다. 그러니 불개미를 먹고서라도 정력을 키우고 싶은 욕망을 이해할 수 있다는 이야기이다.

물론 의사로서 이 같은 행태를 마냥 바람직하다고 박수만 보낼 수는 없다. 무엇보다도 '정력=성행위의 지속 시간'이라는 통념을 짚고 넘어가야 하는데, 사람에 따라 차이는 있겠지만 무작정 시간만 오래 끈다고 상대방의 쾌감이 커지는 것은 아니기 때문이다.

그러나 그보다 더욱 중요한 점이 있다. 정력이 세지기 위해서는 우선 뱃살부터 빼야 한다는 사실이다. 정력과 뱃살이 무슨 관계가 있을까 싶겠지만, 아마 이 책을 꼼꼼히 읽은 사람이라면 그 이유를 어느 정도 짐작할 수 있을 것이다.

가장 먼저 심리적인 요인을 들 수 있다. 세상 모든 일이 마찬가지겠지만, 섹스 역시 자신감이 가장 중요하다. 그런데 똑바로 서서 고개를 숙였을 때 불룩한 뱃살 때문에 자신의 성기가 보이지 않는 남자라면 자신의 섹스 능력에 대해 자신감을 느끼기가 어렵다. 배가 나오면 근육이 아래로 축 처지는데, 배가 처지면 성기가 살에 파묻히는 형국이 되어 보기에도 작아 보인다.

실제로 성관계에 성기의 크기가 영향을 미치는지 아닌지를 떠나 남자들은 자신의 성기가 작아 보이면 심리적으로 위축된다. 또한, 이런 상태에서는 정상적인 남성 상위의 체위를 유지하기가 쉽지 않기 때문에 더욱 남자의 자신감을 떨어뜨리는 요인으로 작용한다.

좀 더 전문적으로 들어가면 다음 같은 점들이 문제가 된다. 내장비만이라는 것은 곧 간에 기름이 낀 상태이기에 호르몬 생성에 문제가 생기는 것은 당연한 일이고, 피로도 쉽게 느낀다. 또 내장비만인 상태에서는 전립선이 눌려 있어 호르몬 분비 및 기능이 원활하지 못하다.

마지막으로 몸에 지방이 많아지면 지방에 있는 효소(아로마타아제)가 여성 호르몬인 에스트로겐의 생성을 촉진한다. 유방암이 살찐 여자에게 많이 발병하는 이유와 살찐 남자는 정력이 약하다(?)는 소문도 모두 이러한 이론에서 나왔다.

정력을 키우고 남자로서의 자신감을 기르고 싶다면 비아그라를 찾을 것이 아니라 내장지방부터 없애야 한다. 내장비만을 없애면 배 속의 기름만 없어지는 것이 아니라 남자로서의 자신감을 되찾을 수 있기 때문이다.

플라시보 효과

심리적인 효과를 통하여 치료 효과가 나타나는 것을 말한다. 진료를 담당하는 의사나 간호사도 모르게 일군의 환자에게는 가짜 약을 투여하고 일군의 환자에게는 진짜 약을 투여했을 때, 가짜 약을 투여한 환자 집단에도 치료 효과가 나타나는 경우가 있다. 말하자면 좋은 약을 먹었다는 생각이 심리적 안정감으로 이어져 자연 치유력이 강화된 결과인 셈이다.

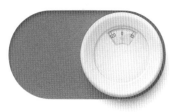

2장

장과 간을
해독하면
내장지방은 사라진다

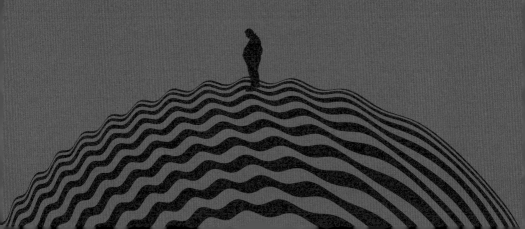

암을 치료하다
내장지방을 잡다

內 臟
肥 滿

10여 년 전만 해도 나는 주로 암 환자를 치료하는 의사였다. 그 때나 지금이나 현대의학에서 암을 치료하는 방법은 크게 세 가지로 구분된다.

첫째는 수술을 통해 암세포를 잘라내는 방법, 둘째는 방사선으로 암세포를 '죽이는' 방법, 그리고 셋째는 항암제라는 약물을 통해 암세포의 증식을 억제하는 방법이다. 이런 방법으로 암 환자의 완치율이 많이 높아지기는 했지만, 아직도 '암' 하면 불치병으로 인식되는 현실에는 변함이 없다.

암세포란 원래 정상 세포가 변질을 일으킨 것이다. 몸속에 온갖 스트레스와 유해독소가 쌓이다 보니 정상 세포가 이 상태로 도저히 견딜 수가 없어 소위 '딴 살림'을 차린 것이 암세포인 셈이다.

말하자면 암세포는 지하 반란군이다. 자기가 죽지 않으려면 세력을 키워야 하고, 그래서 맹렬한 속도로 자기 복제를 시작한다. 인간 세상에서도 전쟁이 나면 출생률이 오히려 높아지는 것과 같은 이치이다. 지하 반란군의 저항력은 정상 세포보다 월등히 강하다. 우리 몸속의 가혹한 조건이 암세포라는 독종을 만든 것이다. 서울대 의과대학 박상철 교수가 발표한 논문에 의하면 젊은 세포와 늙은 세포에 독소를 줬더니 젊은 세포는 그 자리에서 바로 죽었고 늙은 세포는 적응하면서 서서히 죽더라는 것이다. 암세포가 풀뿌리처럼 질긴 생명력을 발휘하는 이유도 이것으로 설명된다.

이런 상황에서 암을 잡겠다고 항암제를 투여하면, 암세포도 죽지만 정상 세포는 더 큰 타격을 받는다. 치료 성공률은 5%도 채 안 된다. 항암 치료가 얼마나 힘든지 겪어 보지 않은 사람은 모른다. 그야말로 환자는 환자대로 힘들고, 가족은 가족대로 비싼 병원비를 내고도 결국은 사랑하는 가족을 잃는다. 그래서 나는 항암제나 방사선 치료 대신 장과 간을 해독하는 LBD 프로그램과 BRM(Biological Response Modifier)이라는 임상 영양학을 중심으로 암 환자들을 치료했다.

지하 반란군인 암세포는 잘 구슬려야 한다. 역설적인 이야기지만 그들의 요구 조건도 어느 정도 들어주고, 왜 내 몸이 이렇게 되었는지 반성하고 잘 살펴보아야 한다.

일단 특수 장 세척으로 몸 청소를 시작한다. 이것은 기구를 환자의 항문에 삽입해 특수 세정제와 산소액을 반복해서 주입함으로써 장 내에 쌓여 있는 독소와 노폐물을 제거하는 치료법이다. 이 치료를 받은 환자들은 한결같이 자신의 몸속에 그토록 많은 노폐물이 쌓여 있었다는 사실에 대해 놀라움을 감추지 못한다. 그것도 한 번으로 그치는 것이 아니라 보통 4회가량 장 세척을 하게 되는데, 횟수가 거듭되면서 엄청난 양의 노폐물이 빠져나온다.

이것은 단지 장을 청소하는 효과만을 노린 것이 아니라 변형된 장의 형태를 바로잡아 장의 환경을 개선하기 위한 것이다. 장에 노폐물이 쌓여 있으면 유해 가스를 비롯한 온갖 독소가 나오게 마련이고, 이 독소는 다시 혈관으로 흡수되어 간을 비롯한 몸속 전체로 순환된다.

장 세척을 해서 장이 깨끗해지면 장 속의 좋은 미생물이 활성화된다. 이 장내 유익균들은 항암 작용을 한다. 그리고 늘 대변이 모여 있는 대장의 끝, S결장에는 숙변으로 인한 독소를 처리하기 위해 많은 면역계가 모여 있다. 경찰이 우범 지대를 집중적으로 단속하듯, 당장 급한 불을 끄기 위해 다른 곳에 있는 면역계들이 집중해서 모이게 된다. 이 숙변을 장 세척을 통해 없애 주면 경찰력에 여유가 생긴다. 장 세척을 하면 면역체계가 강화되는 이유가 바로 이것이다.

면역계가 감당을 하다 하다 결국 못 해서 암이 된 것이기 때문에 면역체계를 강화해 암세포들이 더는 활동하지 못하게 했다. 동시에 항산화 물질을 비롯한 중요한 영양물질들을 식이요법을 통해 환자에게 처방했다. 말하자면 현대의학과 대체의학을 접목한 새로운 치료법을 시도한 셈이다.

암은 몸 바깥에서 세균이 침투하여 발생하는 질환이 아니다. 따라서 아무리 강력한 항생 물질을 투입한다 해도 암을 무찌를 수는 없다. 또 암은 전신병으로 신체의 모든 부위에 발생할 수 있다. 하지만 그렇다고 암에 대해 무턱대고 겁을 먹을 필요는 없다. 시신을 해부하다 보면 일단 발생했던 암이 저절로 치유된 흔적이 발견되는 경우가 종종 있다고 한다. 아마 그 사람은 자신이 암에 걸렸었다는 사실조차 모른 채 살다 죽었을 것이다. 만약 그 사람이 암 발병 당시에 그 같은 사실을 알았더라면 어떻게 되었을까?

이것은 우리의 몸속에 암을 이겨낼 수 있는 자연적인 면역 시스템이 마련되어 있음을 시사한다. 물론 이 말은 암을 치료할 필요가 없다는 의미가 아니다. 똑같은 독감에 걸려도 하루 만에 털고 일어나는 사람이 있는가 하면 열흘을 드러눕는 사람도 있는 것과 마찬가지이다. 내가 하고 싶은 말은 우리 몸이 가지고 있는 항암 시스템을 극대화할 수만 있다면 무턱대고 암을 두렵게만 생각할 필요가 없다는 점이다.

나는 신체 내부에 본래부터 마련되어 있는 자연 방어력, 그것을 만들어내는 전체 기구를 완전히 가동하면 암을 다스릴 수 있다고 생각한다. 여기에 필요한 것은 자연의 식품 속에 들어 있는 성분과 같은 수십 종의 영양물질들이다. 그중에서도 가장 강력한 무기는 비타민 C인 고농도 아스콜빈산(Asocorbic Acid) 치료이다. 이 치료는 말기 암의 통증도 상당히 완화하는 효과가 있다. 또한 셀레늄, 베타카로틴, 토코페롤, 비타민 B 복합체에 속하는 여러 비타민, 효소 제제, 필수 지방산 제제, 효모 제제, 식물 다당체 제제, 해조류 제제 등등 다양한 영양학적인 무기들이 있다.

특수 장 세척과 함께 이 같은 다양한 무기를 총동원하여 암 환자를 치료하던 어느 날, 문득 뜻밖의 사실을 깨달았다. 암을 치료하거나 예방하기 위해 장을 청소한 환자들은 열이면 열, 복부 비만이 사라진다는 사실이다. 단순히 몸이 날씬해지는 것만이 아니라 복부에 끼어 있던 지방이 제거되다니 정말 획기적인 일이었다.

그리하여 암보다 오히려 복부 비만 때문에 우리 병원을 찾는 환자들이 많아졌다. 그래서 아예 장과 간을 깨끗이 청소, 해독하고 그 빈 자리를 몸에 이로운 물질로 채우는 식이요법을 더하여

LBD 프로그램이라는 해독 비만 치료 프로그램을 개발한 것이다.

LBD란 앞서 설명했듯 '간(Liver)과 장(Bowel)의 독소를 해독(Detoxification)하고 다이어트(Diet)를 이뤄낸다는 의미'다. 간의 '해독 → 분해 → 합성' 기능을 높이고 장의 '소화 → 흡수 → 배출' 작용을 활성화함으로써 몸에 필요한 물질은 취하고 불필요한 물질은 내보내는 프로그램이다. 해독과 다이어트를 동시에 이루어낸다.

우리의 몸은 생각보다 훨씬 많은 독소로 중독되어 있다. 우리가 다루고 있는 내장지방이 그 독소를 만들어내는 주범이다. 그렇다면 어떻게 간과 장을 해독했을 뿐인데 내장지방이 사라졌을까?

'인 앤드 아웃'
생명 시스템으로 접근하라

內 臟
肥 滿

장은 우리 몸 안에 있을까, 몸 밖에 있을까? 아마 이렇게 물으면 거의 모든 사람이 별 황당한 질문도 다 있다는 반응을 보일 것이다. 그러나 가운데 구멍이 뚫린 도넛, 그 도넛의 구멍은 안일까 바깥일까? 보는 관점에 따라 안일 수도 있고 바깥일 수도 있다. 우리의 장 역시 마찬가지이다. 입에서 항문까지 서로 연결된 하나의 기다란 구멍이라고 생각하면 도넛과 다를 게 없기 때문이다.

　내가 다소 황당하고 엉뚱한 이런 의문을 떠올린 이유는, 장이야말로 바깥에서 안으로, 다시 안에서 바깥으로 움직이는 인 앤드 아웃의 생명 시스템이라는 통합적인 관점에서 접근해야 근원적 치료가 가능하다는 사실을 깨달았기 때문이다.

그런 측면에서 장은 음식을 담기 이전에 우리 마음을 담는 기관이고, 또 어떤 음식을 얼마나, 어떻게 먹어야 하는지 결정하는 마음의 선택에 따라 외부의 음식이 들어가는 곳이므로 우리의 몸 안이면서 바깥일 수 있다. 따라서 장이 병들었다는 것은 곧 마음에 병이 생겼거나 외부에서 병든 것이 들어왔다는 의미가 되기도 한다.

바깥에서 들어왔건 안에서 생겨났건 간에, 혈류를 타고 우리 몸속을 떠돌아다니며 여러 가지 말썽을 일으키는 물질들이 있다. 우리는 이것을 통칭해서 독(毒)이라 부른다. 어떤 물질이 우리 몸에 이로운 양분이냐, 해로운 독이냐를 판단하는 것은 우리의 입이나 두뇌가 아니라 우리 몸속 구석구석에 존재하는 면역세포, 엄밀히 말하면 그중에서 기억세포의 역할이다. 따라서 우리는 의식하지 못하더라도 우리 몸에 해로운 독이 들어오면 면역계에서는 이를 쫓아내기 위해 애를 쓴다.

이때 면역계가 잘 알고 있는 독일수록 빨리 효율적으로 쫓아내지만 잘 모르는 물질일수록 판단하는 데도 오래 걸리고 제대로 판단하기 어려울 뿐 아니라 제대로 처리하기도 쉽지 않다. 이러한 문제는 산업 사회 이후 급격히 변화하는 현대 생활 속에서 이제껏 우리 몸의 면역 유전자가 기억해온 독성 이외의 다른 성분, 즉 각종 화학 물질에 의한 정체불명의 독소가 급증했기 때문이다.

이렇듯 갑자기 늘어나는 새로운 독성의 환경에 미처 대처하지 못한 채 가장 먼저 치명적인 타격을 입는 곳 가운데 하나가 바로 장이다. 앞서 말한 것처럼 장은 가장 민감하게 노출된 내부로서 '안'인 동시에 외부와 직접 만나는 '바깥'이기도 하기 때문이다.

고인 물이 부패하면 각종 독성 물질이 증가하면서 주위 환경마저 파괴해 버리는 것과 마찬가지로, 섭취한 음식물을 제대로 배설하지 못하면 '숙변'이라 불리는 노폐물과 유해독소가 생겨난다. 이 독소가 장을 공격하는 현상이 바로 '장내 자가 중독'인데, 이는 마치 질병으로 연결되는 고속도로를 닦아 주는 것과 다름없는 결과를 초래한다.

몸속의 모든 조직은 장으로부터 오는 혈액에 의해 영양분을 공급받는다. 만일 장이 깨끗하지 않으면 혈액도 더러워지고, 나아가 모든 조직과 기관도 더러워진다. 따라서 가장 먼저 주의를 기울여야 하는 것이 바로 장이다.

장의 기능부터
회복해야 한다

內臟
肥滿

우리는 흔히 '장' 하면 그저 들어온 음식을 반죽하여 흡수하고 똥오줌을 걸러내기 위해 각종 노폐물이 머무르는 곳이며, 때로는 우리를 변비 환자로 만들어 배 속을 더부룩하게 하고 냄새나는 방귀나 뀌게 하는 장기 정도로 생각한다.

과연 그럴까? 그렇다면 그토록 중요한 면역세포인 B림프구가 왜 장에서 성숙하며, 왜 그토록 많은 장내 미생물(유익균)들이 여전히 그 위력을 떨치고 있을까? 그리고 장의 일반적인 증상인 변비를 왜 만병의 근원이라고 할까?

이제까지 살아오면서 한 번이라도 진정으로 자기 몸속을 들여다보며 느낀 적이 있는가? 내 몸속에서 무슨 일이 벌어지고 있으며 나를 위해서 움직이는 세포들이 어떤 작용을 하며 나를 살아가게 하는지 내 몸에 귀 기울여본 적이 있는가?

특히 내장지방이 생긴 몸이라면 그것을 계기로 내 몸을 들여다보고 관찰하는 것만 하더라도 대단한 수확을 가져다줄 것이다. 현대의학을 하는 의사지만 늘 몸을 연구하다 보면 소우주인 내 몸, 그 무한한 세상에 나는 조물주에 대한 경탄을 금할 수가 없다. 자기 몸을 알아가는 것만으로도 자신에 대한 애정이 싹트면서 건강해지는 환자들을 많이 보았다.

일단 장을 들여다보자. 사람의 장은 T림프구의 명령을 받아 항체 면역 글로블린을 생산하는 B림프구의 기능을 숙성시키는, 면역상 매우 중요한 기관이다. 림프구라는 세포는 백혈구의 일종으로, 크기는 5~15㎛정도이다. 이렇게 아주 미세한 림프구가 모여 인체의 '면역 처리 시스템'을 이룬다. 이들은 골수에서 처음으로 만들어진 다음 흉선과 장관(腸管)의 특수한 환경에서 호르몬 등의 영향을 받아 성숙한 뒤 혈액·비장·임파절·말초 기관으로 이동한다.

따라서 몸의 면역력을 높이려면 장이 건강해야 한다는 자연스러운 결론에 도달한다. 장을 건강하게 하는 방법에는 세 가지가 있는데, 하나는 장에 사는 많은 균 중에서 좋은 균을 우세하게 해주는 방법과 또 하나는 장의 기다란 파이프, 즉 장관의 점막을 보호해주는 방법, 그리고 장내 나쁜 균을 우세하게 하는 변비나 설사, 스트레스 등의 증상을 줄이는 생활습관을 들 수 있다.

장내 미생물은 궁극적으로는 소화를 돕는 화학 물질을 발생시키는 미생물을 뜻한다. 예를 들어 이런 것이 있다. 사람은 목질(木質) 성분인 '리그닌'을 소화하지 못한다. 반면에 양이나 소의 장 속에는 리그닌을 소화할 수 있는 화학 물질을 배출하는 미생물이 살고 있다. 만일 사람이 이 미생물을 장에서 살 수 있게 한다면 인류의 식량 문제를 해결하는 데 큰 도움이 될 것이다. 길을 가다가 배가 고프면 아무 풀이나 뜯어 먹으면 될 테니까 말이다.

이것이 바로 미생물의 역할이다. 어차피 서로가 서로에게 기생하는 것이다. 인류는 미생물이 화학 물질을 만들어내는 화학 공장의 기능을 이용하는 것이고, 미생물은 그 대가로 우리의 장 속에서 안락한 생활환경을 보장받는 것이다.

사람은 일생 중 단 1%의 기간, 즉 어머니의 태내를 제외하고는 세균과 더불어 산다. 신생아가 태어난 직후에 장의 내용물을 관찰하면 아직 미생물이 존재하지 않는 것으로 나타나지만, 2~3일만 지나면 대장균·장구균·유산간균·부패균·포도상구균 등이 움직이는 것을 볼 수 있다.

다시 말해서 태어날 당시에는 무균 상태지만 출생 이후 곧 감염되면서 장내에도 서서히 장내 균총을 형성하게 되고 먹는 음식물, 스트레스, 호르몬 등에 의해 장내 균총은 서서히 변화하기 시작한다.

앞서 장을 건강하게 만들기 위해 장관의 점막을 보호해 주는 방법이 있다고 했다. 모든 생명체는 막으로 둘러싸여 있다. 막이 없다면 세포는 썩어갈 것이고, 동물이든 식물이든 할 것 없이 막이 손상되면 바로 질병으로 이어진다.

세포막, 근막, 망막 등 우리 몸속에는 여러 가지 막이 있지만, 그중에서 점막(粘膜)은 세포를 둘러싸고 있는 끈적끈적한 성분의 얇은 막이다. 콧속·입천장·위벽·장관·기관지·방관·요도·눈의 결막 등등 가만히 살펴보면 점막은 인체 곳곳에서 찾을 수 있다. 우리 몸은 이러한 점막을 보호하기 위해 자연적으로 어떤 물질을 분비하는데 이 물질을 점액(mucin)이라 한다.

이 점액의 합성에 꼭 필요한 것이 비타민 A이다. 따라서 비타민 A가 부족하면 점액의 공급이 충분히 이루어지기 어렵고, 이로써 점액의 부족 현상이 나타나면 곧 점막의 손상으로 이어지면서 세포막이 건조해지고 상하거나 굳어진다. 손상된 막에 틈이 생기면 이러한 현상은 곧바로 세균이나 바이러스의 침입을 유도하면서 혈액 순환 장애를 일으키는 등 각종 질병에 노출되는 원인이 된다.

이처럼 점막이 굳어지는 상태가 호흡 기관에서 일어나면 감기와 기관지염 등에 걸리기 쉬우며, 코의 점막도 약해지므로 바이러스의 침입을 막지 못해 감기에 자주 걸리고 비염이나 폐렴과 같은 기타 호흡기에 장애를 일으킨다.

또한, 이같이 점막이 굳어지는 현상이 위나 장과 같은 소화기관에서 일어나면 소화 흡수율이 저하되거나 궤양이 나타나기 쉬우며, 특히 장관의 막을 형성하는 것으로 알려진 파이에르(Peyer)판의 점막이 약해지면 B임파구의 성장에 지장을 주어 결국 몸의 면역력을 떨어뜨리는 것으로 알려져 있다.

지금까지 설명한 바와 같이 점막을 보호하기 위해서는 점막을 둘러싸고 있는 점액이 충분히 분비되어야 한다는 것이 필수 요건이다. 다시 강조하자면 점액이 불충분하면 점막은 거칠고 건조한 상태가 되어 장관 점막과 세포막 하나를 사이에 두고 있는 파이에르판도 정상적인 기능을 할 수 없게 된다.

만약 이 파이에르판에 어떤 자극이 와서 그 기능이 약해지면 B임파구 성장에 이상이 생기고 과민해지면 알레르기 증상의 원인이 되는 과민성 항체가 마구 생산되는 문제가 발생한다. 특히 다른 이유로 알레르기 체질이 된 사람은 평상시 의식적으로라도 장 점막을 강화하는 생활습관에 유의하여야 한다.

파이에르판의 기능을 떨어뜨리고 손상시키는 가장 큰 요인은 장내 유해한 균의 증가로 발생되는 유해물질이다. 이러한 유해물질이 다시 우리 몸속으로 흡수되면 앞에서 언급한 '장의 자가 중독' 현상이 일어난다.

현대인들은 과거와 달리 섬유질이 적고 지방질이 많이 함유된 식품과 인스턴트 식품들, 그리고 인공 조미료의 과다 사용으로 건강에 여러 가지 문제를 일으키고 있다. 특히 동물성 지방 섭취 편중의 식생활은 장내 주름 벽에 기름때를 형성하여 배설되어야 할 각종 노폐물이 달라붙어 부패를 거듭함으로써 맹독성 물질을 발생시킨다. 이러한 노폐물들은 체외로 배출되지 못하고 대장에서 수분과 함께 흡수되어 혈액 중에 용해된 독소들은 간의 해독기능을 저하시켜 간 수치를 증가시키고 간의 활성을 방해하여 간 질환을 일으키는 데 큰 역할을 담당한다.

또 에너지 소비 후 남은 것은 지방질로 전환되어 체내 주요 에너지 저장 기관인 지방조직에 중성지방 형태로 피하조직과 장간막에 축적된다. 그러므로 내장비만을 치료하는 데 가장 기본적인 것은 영양소 분해 공급 장소인 장을 원형 상태로 만들어 스스로 조절할 수 있는 기능으로 돌려놓는 것이다.

당신이 모르는
변비와 숙변의 심각성

內 臟
肥 滿

그동안의 진료 경험으로 보면 신경질적인 성격을 가진 사람에게 장 질환이 많다. 대장을 '정신의 거울'이라고 말하듯 장의 상태가 우리가 처한 삶의 모습을 표현하기 때문이다. 예를 들어 사람들은 흔히 '환장한다'라는 말을 쓰는데, 장의 위치가 바뀌는 것처럼 답답하고 어려운 상황이라는 뜻이다. 독일어로 대장을 '콜론(Kolon)'이라 하는데, 원래 이 말의 어원은 '분노의 장'이라는 의미를 지니고 있다고 한다. 그만큼 장은 섬세한 장기이며 심리적 영향을 받기 쉽다는 뜻이다.

어디 그뿐인가. 여행이나 출장으로 낯선 곳에 묵거나, 보통 때와 다른 시간대에 자고 일어나면 반드시 변비가 생긴다는 사람들이 있다. 또 자기 집 화장실이 아니면 변이 나오지 않는다고 하는 사람들도 많다. 이처럼 스트레스가 원인이 되어 변비가 생긴다든지 설사를 한다든지, 또는 변비와 설사를 반복한다든지 하는 심신증(心身症)의 일종을 '과민성 대장 증후군'이라 부른다.

사람의 소화관은 꾸불꾸불하지만 입에서부터 항문까지 한 줄기로 연결된 하나의 기다란 관이다. 그 길이는 성인의 경우 약 8~9m 정도이며, 입에서부터 시작하여 식도·위·소장·대장·항문 순으로 이어진다. 소장이나 대장은 곳곳에서 5cm 정도의 길이로 수축하고 팽창하여 음식물을 섞거나 직장으로 보내는 운동을 한다. 30cm 정도 범위의 영역이 모두 수축한 상태로 있으면 변이 통과한다. 이 같은 장의 움직임은 매우 부드럽고 천천히 이루어지기 때문에 연동 운동이라는 이름이 붙었다.

연동 운동은 직장 끝에서 항문으로 보내는 일방통행 운동이다. 장이 건강한 상태라면 평균 속도는 시속 약 10cm다. 음식물 찌꺼기가 쌓이면 압박 반사가 항문으로 전달되어 배설이 이루어지는 것이다. 이 과정이 균형 있게 진행되면 문제가 없지만 때에 따라 균형이 깨지기도 한다.

변의 평균 수분 함유량은 70~80%. 이보다 수분이 많으면 반죽 상태에서 진흙 모양 상태가 되고, 90% 이상이면 소위 설사가 된다. 반대로 수분이 70% 이하이면 굳어져서 토끼 똥 같은 동글

동글한 변이 되고 60% 이하이면 변비로 고생하게 된다.

변비에 걸리기 쉬운 대장의 길이는 2m에서 2.5m로 보통 대장 길이보다 조금 긴 경우가 많다. 변이 장을 통과하는 시간이 길어지면서 그 결과 수분이 더 많이 흡수되어 변이 굳어지는 것이다. 변비에 걸린 사람은 직장에 큰 압력이 가해져도 신경이 둔하여 반사가 항문에 전달되지 않는 경우가 많다. 그래서 배변 욕구가 일어날 때쯤이면 이미 변은 돌처럼 딱딱하게 굳어 있는 것이다.

말하자면 인체의 쓰레기 처리 시설에 장애가 발생하는 것이 변비이다. 겉은 깨끗할지 몰라도, 쓰레기장에 오랜 시간 있는 것과 마찬가지여서 건강하게 살 수가 없다. 쓰레기통의 쓰레기가 넘치면 악취가 나는 것은 물론 해로운 균이 번식하듯이 몸도 마찬가지로 갖가지 병에 시달린다.

변비는 장운동이 둔해지면서 생기는 병이다. 내장지방은 장을 압박하여 장의 움직임을 둔화시킨다. 우리가 먹는 음식은 위를 통해 작은창자를 거쳐 길이 1.5m의 대장으로 이어진다. 이 과정을 거치면서 각종 소화 효소에 의해 음식물에서 단백질은 아미노산으로, 탄수화물은 포도당으로, 지방질은 지방산과 글리세롤로 변해 흡수되지만, 흡수되고 남은 노폐물과 죽은 박테리아는 끈끈한 점액과 함께 대장에 저장된다.

대장은 이 내용물에서 수분을 뽑아 혈액으로 돌려보내는 일을 한다. 사실 수분의 90%는 이미 소장에서 영양소와 함께 흡수되고 나머지 10% 정도만 대장에서 흡수된다. 이때 스트레스나 미생물의 침투 등으로 장의 기능이 약화되어 수분이 충분히 흡수되지 않으면 설사가, 내용물의 장내 체류 시간이 길어져 수분을 뺏기면 변비가 되는 것이다.

그렇다면 왜 멀쩡하던 장이 수분을 충분히 흡수하지 않아 설사를 만들고, 반대로 제때 배출하지 않아 수분까지 빼앗기는 변비 증세를 일으킬까? 대장은 사실 영양소를 흡수하는 일에는 별 관심이 없다. 소장과 달라 벽에 융모도 없고 효소도 분비하지 않는다. 연동 운동도 30분에 한 번 일어날까 하는 식으로 느릿느릿 점잖게 움직이면서 소장에서 넘어온 음식 노폐물에서 수분과 전해질만 빼내는 작용을 한다.

대장의 벽은 물을 흡수만 하는 것이 아니라, 다량의 점액질을 분비하는 점액 세포(mucous cell)로 구성되어 있어 '똥독'으로부터 장 자체를 보호하기도 하고, 변을 끈끈하게 접합해주는 역할도 하고, 대장균의 작용으로 나타날 수 있는 산성화 현상을 알칼리 환경으로 바꾸는 성질도 갖고 있다.

그런데 점액 세포들이 대장에 유해한 환경이 형성되거나 또 대장 벽 세포 자체에 염증이 생기거나 하면 자극을 받아 갑자기 엄청난 양의 수분과 전해질을 뿜어내기 시작한다. 그리고 동시에 강렬한 연동으로 독소와 노폐물을 밀어내는데, 이것이 설사의 정체다. 말하자면 설사라는 것은 우리 몸에 유해한 물질이 침입했을 때 그것을 몸 밖으로 빨리 씻어내기 위한 생명 메커니즘이라 할 수 있다.

그렇다면 변비는 또 무엇인가? 변비라는 말은 이제는 하도 일상적인 것이 되어버려 그 용어가 던지는 심각성은 퇴색한 듯하다. '음식물 찌꺼기와 장 점막에서 생긴 노폐물 덩어리가 엉켜 있는 상태'라고 풀이해도 사람들은 "아, 그래요?" 하며 막연히 고개를 끄덕일 뿐, 변비의 심각성에 대해서는 여전히 강 건너 불보듯 한다.

"매일 먹는 음식을 주치의로 생각하라."

이 말은 의성(醫聖) 히포크라테스가 한 말이다. 그렇다면 이런 말도 가능하지 않을까.

"매일 배설하는 변도 당신의 주치의로 생각하라."

변비와 대장암의 관계는 담배와 폐암의 관계 이상이라는 전문가들의 지적이 있을 정도다. 변비에 의해 부패한 음식물이 대장 점막에 붙어 있으면 세균에 의해 발암 물질이 만들어져 장벽 세포가 악영향을 받는다. 또 유방암의 원인에도 부패균에 의한 여성 호르몬 변이설이 유력하다. 변비가 암의 직접적인 원인이 되지 않더라도 건강에 여러 가지 악영향을 끼쳐서 암이 발생하기 좋은 조건을 만든다.

바로 이해가 안 가면, 상상으로라도 변비가 생긴 장 속으로 들어가볼 필요가 있다. 변비란 대장의 최후 산물인 음식 찌꺼기, 노폐물 등이 너무 오래 장에 머물러 있으면서 수분이 빠져나간 상태를 말하는데 변비의 주범은 역시 대장의 무력화다. 말이 점잖아 노폐물이지, 한마디로 항문 가까이에 있는 장에 똥독이 가득 차 있다는 말이다.

장 문제에서 일어나는 비만과 질병

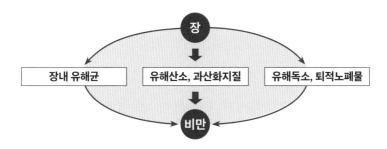

고지혈증	간기능저하	요 통	당 뇨	알레르기	만성소화불량	대장암
동맥경화	지방간	생리통	갑상선	피부질환	영양흡수불량	직장암
심근경색	만성간염	두 통	통 풍	기미, 여드름	치 질	유방암
뇌졸증	담도질환	수족저림	신장염	노 화	변비, 설사	간 암

그런 상황에서 우리 몸이 할 수 있는 일은 단 하나뿐이다. 체내의 모든 면역 기능을 풀로 가동하여 항문 쪽의 장에 보내는 것이다. 똥독을 처리하느라 몸의 다른 해를 막을 여유가 없다. 병을 막아줄 모든 우호 세력(면역력)이 다 장 쪽에 가 있으므로 가벼운 감기몸살에도 완전히 쭉 뻗고 만다. 이런 이유 때문에 각종 스트레스에 노출되어 있는 현대인에게 변비는 무서울 수밖에 없다.

그중에서도 암 발생 요인으로 먼저 거론되는 숙변(宿便)의 위험성은 아무리 강조해도 모사라다. 숙변은 말 그대로 '장 속에 오래 머물러 있는 변'이라는 뜻이다. 변비가 오래 가면 장의 주름진 곳마다 변 찌꺼기를 남기면서 각종 질병을 일으킨다. 대변이 장에 장기간 머물러 부패하는 과정에서 가스를 발생시키면서 장내 압력을 높여 점막에 함몰을 일으키는 게실증 같은 병을 앓는 사람들은 한결같이 숙변이 있다.

숙변이 가득 차 있는 사람의 배를 살펴보면 아랫배 쪽에 뭔가 딱딱한 덩어리가 만져진다. 그리고 옆구리 쪽이 결리듯 아프다고 증상을 호소한다. 이렇게 되면 자신의 힘만으로는 배변할 수 없어 의사의 도움을 받아야 한다.

이때 필요한 조치 가운데 하나가 장 세척 요법이다. 특수기구를 항문에 삽입하여 세척액과 산소 치료액을 반복 주입하는 과정에서 오랜 기간 장벽의 주름 사이에 끼어 있던 숙변과 독소가 제거되는 해독 효과를 얻을 수 있다.

흔하다는 이유로 변비와 숙변을 절대로 무시해서는 안 된다. 증상이 심하다면 그대로 방치하지 말고 의사의 도움을 받기를 바란다.

변비와 자궁

병원을 찾는 중년 이상의 여성들 가운데 자궁이 없는 이들이 의외로 많다. 대부분은 자궁에 혹, 다시 말해 자궁 근종이 생겨 자궁을 들어낸 경우인데 이런 분들에게 물어보면 십중팔구는 변비로 고생한 적이 있다고 털어놓는다.

아시다시피 여자의 자궁은 얇은 막 하나를 사이에 두고 복부와 맞닿아 있다. 그런데 변비로 인해 몸속의 찌꺼기가 제대로 배설되지 않으면 거기서 생성되는 독소가 자궁에까지 영향을 미치게 된다.

혹시라도 변비 기운이 있다면 어떤 방법으로든 치료를 해야 한다. 배설이라는 단어 자체를 무조건 지저분한 것, 뭔가 부정적인 것으로만 생각하지 말고, 먹는 것만큼이나 내보내는 것도 중요하다는 사실을 반드시 기억해야 한다.

흔히 한 주에 세 번 이상 변을 보면 괜찮다고 하지만, 이왕이면 매일 규칙적인 배변 습관을 들이는 것이 좋다. 만약 한 주에 세 번 이상 변을 보지 못하거나 변을 봐도 뭔가가 남아 있는 듯한 잔변감을 느끼는 경우, 혹은 변이 토끼 똥처럼 동글동글하고 까만색이라면 일단은 변비를 의심해 봐야 한다.

우리 몸의 전략 기관,
간

內 臟
肥 滿

내장지방이 만들어낸 독소들이 체외로 배출되지 못하고 간의 해독 기능을 저하해 간 수치를 증가시키고 간의 활성을 방해하여 간 질환을 일으킨다고 앞에서 언급했었다. 그렇다면 간은 도대체 우리 몸에서 어떤 역할을 할까?

간은 화학 물질이 우리 몸에 들어올 때 만나는 첫 관문이다. 식품에는 수천 가지의 화학 물질이 첨가되며 먹는 물에도 무려 700개 이상의 화학 물질이 발견되었다는 보고도 있다. 채소를 재배할 때 사용하는 농약이나 가축의 성장을 촉진하는 호르몬 주사, 항생제 주사 외에도, 우리가 섭취하는 많은 양의 음식이

유전자적으로 변이되고, 공정·정제·냉동 등의 과정을 거쳐서 조리된다.

이 모든 과정에서 간의 해독 작용에 필요한 비타민과 미네랄이 파괴된다. 간은 우리가 섭취하는 손상된 지방 외에도 환경에서 몸 안으로 유입되는 모든 독성 화학 물질을 처리해야 하는 부담을 안고 있다.

우리 몸속에 들어오는 독성 화학 물질은 대부분 지용성이다. 즉 기름에는 녹지만 물에는 녹지 않는다. 따라서 지용성 화학 물질은 지방조직이나 세포막에 달라붙기를 아주 좋아한다. 지방조직에 저장된 독성 물질들은 운동하거나 스트레스를 받으면 혈중으로 유리된다. 여기에서 두통, 기억력 장애, 복통, 피로감, 어지러움, 심계항진 등의 증상이 나타난다.

간은 독성 물질이 지방조직에 달라붙기 전에 수용성으로 바꿔서 담즙이나 소변 등의 형태로 배출되기 쉽게 만드는 역할을 한다. 이러한 과정은 크게 다음 그림처럼 두 가지 국면으로 구분된다.

지용성 독소가 수용성 독소로 배출되는 간의 해독 과정

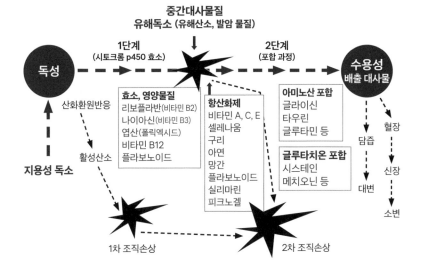

제1단계는 시토크롬 p-450 산화효소 체계이다. 이 경로를 통해 독성 화학 물질들은 인체에 더 유해한 중간대사물질로 대사된다. 이러한 변화는 여러 가지 복잡한 화학 반응을 통해 일어나기 때문에 설명하기 무척 어렵지만, 한 가지 중요한 것은 이 과정에서 활성산소가 생성될 수 있다는 점이다. 이들 활성산소와 중간 대사 물질은 여러 조직에 손상을 줄 수 있다.

활성산소의 양이 지나치게 많아지면 간이 손상될 수 있는데, 그 같은 사태를 막기 위해서는 비타민 C, 비타민 E, 자연 카로테노이드 등의 항산화제를 보충해야 한다.

제2단계는 흔히 '포합 과정(conjugation pathway)'이라고 부른다. 이 과정에서 간세포는 독성 물질에 시스테인이나 글라이신과 같은 황 함유 물질을 붙여서 독성을 약화시키거나 글루타치온 포합 과정을 통해서 독성 물질을 해독한다. 다시 말하면 독성 물질을 수용성으로 만들어 담즙이나 소변에 녹아들게 하여 몸 밖으로 배출시키는 과정이다. 이러한 과정이 충분히 일어나기 위해 간세포는 타우린(taurine, 담즙에서 얻어지는 중성의 결정 물질)이나 시스테인 같은 황 함유 아미노산이 필요하다. 달걀, 브로콜리, 생마늘, 양파 등은 모두 천연유황 성분의 좋은 공급원이다.

이러한 간의 헌신적인 노력에도 과부하가 걸리면 독성 물질이 몸속에 쌓이는 사태를 피할 길이 없다. 앞에서도 언급했듯이 독성 물질의 대부분은 지용성이고, 뇌와 내분비 기관들도 지방 성분으로 이루어져 있어서 지용성 독성 물질이 침착하기 쉬운 곳이다.

간이 이 같은 기능을 제대로 발휘하지 못하면 여러 가지 문제가 생겨난다. 특히 요즘은 과거의 그 어느 때보다 간이 더 많은 일을 해야 하므로 그만큼 간 질환도 늘어나고 있다. 세계적으로 열 명 가운데 한 명은 어떤 종류든 간, 담도, 담낭의 질환을 앓고 있으며, 간암은 남성들에게 가장 흔한 암 가운데 하나이다.

간을 우리 몸의 '전략 기관'이라고 부르는 학자도 있다. 간 기능이 향상되면 다른 많은 기관의 기능이 덩달아 향상되기 때문이다. 반대로 간이 나빠지면 간 자체만 문제가 아니라 다른 많은 기관이 직접적인 영향을 받는다.

간 기능 부전과 관련하여 나타날 수 있는 증상은 지방간 외에도 다음과 같이 다양하게 나타난다.

1. 지방의 비정상적인 대사

· 비정상적인 혈중 지방 수치

· 혈관 내 지방 침착으로 인한 고혈압, 심장마비, 뇌졸중

· 다른 체내 기관에 지방 침착

· 피부에 지방 덩어리 형성(지방종이나 그 밖의 지방 종괴)

· 체중 증가와 비만

· 대사 작용 장애

2. 소화 기능 장애

· 소화 불량

· 위-식도 역류

· 치질

· 담석 및 담낭 질환

· 알코올 분해 장애

· 오심, 구토

· 속이 더부룩한 느낌

· 과민성 대장 증후군

· 변비

3. 혈중 당 수치 문제

· 저혈당, 불안정한 혈당 농도

· 낭뇨

4. 신경계

· 우울증

· 집중력 감퇴

· 두통과 오심

5. 면역 기능 장애

· 알레르기

· 피부 반점, 염증

· 자가 면역 질환

· 만성 피로 증후군

· 바이러스, 박테리아, 기생충 감염의 증가

6. 외적인 징후

· 혀의 백태

· 입 냄새

· 피부 반점

· 과다한 몸 냄새

· 눈 밑이 까맣게 변함

· 황달

· 여드름

장을 비우면
간의 해독 작용이 왕성해진다

內 臟
肥 滿

간을 영어로 '리버(liver)'라 표기한다. 의미심장한 영어 단어다. 간이 살아 있으면 우리 몸도 건강한 것이다. 간이 죽어 있는 상태면 생명도 죽어 있는 것으로도 해석할 수 있다.

간은 오른쪽 갈비뼈 아래, 오른쪽 폐와 횡경막 바로 밑에 위치하면서 중앙을 넘어 왼쪽까지 뻗어 있다. 단일 기관으로는 우리 몸 안에서 가장 크다. 피와 액체를 제외한 간의 무게는 대략 1.4kg이고, 모두 네 개의 엽으로 구성되어 있다. 간 조직을 현미경으로 들여다보면 간세포가 일렬로 배열되어 있는데, 열과 열 사이에 공간이 있어 이곳으로 혈류가 통과하면서, 주로 피 속의 죽은 세포라든가 유해 미생물, 화학 물질, 약물 등의 독성 물질이 걸러지며, 여과되는 미생물 중에는 박테리아, 곰팡이, 바이러스, 기생충 등도 있다.

간은 이러한 미생물이 몸의 다른 부분으로 침투하기 전에 미리 걸러내는 역할(filtering)을 한다. 이를 통해 피가 맑고 깨끗해져서 혈액 순환이 잘 되고 건강하게 장수한다는 것은 불변의 법칙이다. 산골짜기 계곡을 흘러내리는 맑은 물과 찌꺼기가 엉킨 하수도의 썩은 물을 연상하면 그 이치는 자명하다. 피가 맑아야 건강하고 장수한다. 내장비만이 되면 결국 피가 혼탁해진다.

독소를 제거하지 않으면 그것들이 세포, 조직 그리고 몸 전체의 정상적인 기능을 막으면서 세포와 조직에 자극과 염증을 일으킨다. 장내 박테리아, 외부 박테리아, 효모와 기생충 등 모든 종류의 미생물은 우리가 처치해야 할 물질대사 찌꺼기들을 만들어낸다. 또 나쁜 감정과 스트레스 자체가 생화학 독성 물질을 생성한다.

물론 우리 몸은 일정 수준의 독소는 처리할 수 있도록 만들어져 있다. 하지만 문제가 제때 해결되지 않으면 인체는 자포자기하고 만다. 이런 상황에서 질병이 생긴다.

간은 주요 열량 연소 기관으로서 지방 대사를 조절한다. 건강한 간은 효과적으로 지방을 연소하고 찌꺼기는 담즙을 통해 몸 밖으로 배출한다. 따라서 과다한 양의 지방은 담즙 형태로 간에서 배출되어 소장에 전달되고, 장운동 때문에 결국 대변의 형태로 몸 밖으로 빠져나간다.

여기서 대사란 음식을 분해하여 이용 가능한 에너지로 전환하는 것을 말한다. 대사는 몸의 모든 세포에서 일어나며 매일 매 순간 일어난다. 각각의 세포는 음식을 분해하여 에너지를 만들고 ATP(adenosine triposphate)라고 하는 형태로 에너지를 저장한다. 이것이 바로 사용 가능한 세포 에너지다.

음식으로부터 세포 에너지가 생성되는 속도가 바로 대사율이다. 따라서 대사율이 높다는 것은 그만큼 빨리 음식으로부터 에너지를 생성하는 것을 뜻한다. 대사율이 높은 사람의 경우에 체중이 늘기 어렵다. 반대로 대사율이 낮은 경우 음식에서 에너지로 전환되는 과정, 즉 대사 효율성이 떨어지면서 과체중 현상이라는 문제가 발생하기 쉽다.

대사율은 사람마다 체형, 또는 건강 상태에 따라 다르다. 흔히 말하는 '비만'이란 낮은 대사율로 ATP로 전환되는 양보다 더 많은 음식이 지방조직으로 바뀌거나, 대사율이 높더라도 일정한 에너지 이상의 음식이 들어오면서 에너지화하지 못하고 몸의 특정 부위에 지방이 쌓이는 현상을 의미한다.

더욱이 오늘날 갖가지 독성 물질의 과부하는 간이 고유의 기능을 제대로 해낼 수 없게 만들었다. 결국 지방의 침착으로 지방간 환자가 급증하고 있다. 이들을 보면 공통으로 배와 허리 부위에 집중적으로 지방이 쌓인 것을 볼 수 있다. 내가 '간을 해독하면 뱃살이 빠진다'라는 지론을 내세우는 이유도 바로 이것이다.

또한, 간은 위장으로부터 탄소원과 질소원을 받아들여 사람에게 필요한 형태로 전환한다. 입으로부터 들어간 유해한 물질과 장내에서 만들어진 유해한 물질은 간장에서 해독 처리를 하게 된다. 그 외에도 간장은 소화에서 중요한 담즙을 만든다. 간장으로부터 관으로 연결된 담낭이 있고, 이 담낭에서는 일시적으로 담즙을 보관하고 있다가 농축한 후 점액질과 혼합하여 장내로 분비한다. 이때 간장에서 만들어진 해독 물질이 같이 분비되기도 한다.

간의 주요 기능

- **영양소의 합성과 처리**: 탄수화물, 단백질, 지질의 합성과 분해를 이끌고, 체내 단백질을 생산하며 지방 합성을 유도한다.

- **영양소의 저장**: 글리코겐을 저장하며, 필요에 따라 이것을 분해하여 포도당으로 변환시켜 혈당을 공급한다.

- **해독 작용**: 암모니아를 위시하여 체내 또는 외부에서 유입된 나쁜 독소 물질을 분해 해독하는 기능을 갖는다.

- **혈액 성분의 생성**: 면역 글로블린, 콜레스테롤, 인지질 등과 혈액 중에 존재하는 많은 물질을 합성한다.

- **담즙의 생성**: 지방 소화에 필요한 담즙을 제조, 생성한다.

간을 해독하면
내장지방은 사라진다

內 臟
肥 滿

"간을 해독하면 배는 들어간다."

나는 무턱대고 다이어트를 하겠다고 덤비는 배 나온 남자들에게 이렇게 말하곤 한다. 사람의 몸에 대해 어지간히 해박한 지식을 갖춘 사람이 아니면 간과 뱃살의 상관관계를 제대로 이해하기가 쉽지 않다. 심지어는 간이 소화기관에 포함된다는 사실조차 모르는 사람이 많다.

간은 우리 몸에서 가장 중요한 지방 연소 기관 가운데 하나이다. 뒤에서 자세히 살펴보겠지만, 복잡한 과정을 통해 지방 대사를 조절하고 과다한 지방은 담즙을 통해 몸 밖으로 배출하는 것이 간의 임무인 것이다.

섭취된 지방의 양과 질에 별다른 문제가 없고 섬유질만 충분히 확보되면 간에 의해 담즙의 형태로 소장에 도착한 지방은 장 운동을 통해 어렵지 않게 몸 밖으로 배출된다. 그러나 충분한 필수 영양소와 섬유질이 섭취되지 않거나 장의 해독 기능이 저하되어 지방의 질과 양이 간의 능력을 초과할 경우, 담즙의 형태로 장에 운반된 지방과 독성 물질은 다시 순환되어 간으로 되돌아온다. 이것은 '장간 순환(enterohepatic circulation)'을 통해서 이루어지는데, 그 개략적인 흐름은 아래 그림과 같다.

장간 순환이란 담즙염 또는 담즙산이 포함된 액체가 장에서 간으로 재순환하는 것을 말한다. 이렇게 재순환되는 양이 상당히 많아서, 담즙염의 거의 95%가 회장 끝부분에서 재흡수되어 간문맥을 따라 간으로 운반된다. 간은 이 담즙염을 다시 순환시켜 장으로 보내고, 이런 과정이 반복되면서 하루에 전체 담즙이 6~8번 반복해서 순환된다. 만일 이 과정에서 담즙에 지방이나 독성 물질이 많으면 몸속 어딘가에 누적될 수밖에 없다. 바로 이것이 내장지방의 주범이다.

장-간 순환도

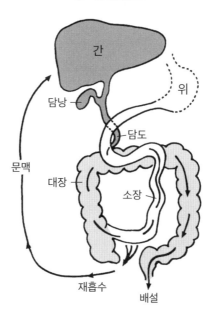

담즙염, 지방, 독소의 재흡수 및 배설

만일 간의 여과 기능이 독성 물질에 의해 손상되거나 노폐물로 막히면 혈중의 지방을 걸러낼 수 없다. 그러면 많은 양의 지방이 혈관 벽이나 내장 사이사이에 달라붙는다. 또한, 간이 제대로 자기 역할을 감당하지 못하면 간에서 생산되는 HDL(좋은 콜레스테롤)의 양이 줄어들기 때문에 LDL(해로운 콜레스테롤)이 혈관 벽에 침착되는 것을 막을 수 없다. 이는 동맥경화, 고혈압, 뇌졸중 등 심혈관계 질환으로 직결된다.

간이 지방 대사를 충분히 조절하지 못하면 체중의 증가도 불

가피하다. 주로 복부 주변에 지방이 쌓이는데 이렇게 나온 배는
간 기능이 회복되지 않는 한 절대 빠지지 않는다. 뱃살을 빼겠다
고 아무리 다이어트를 하고 운동을 해도 소용이 없다.

장-간 독소 축

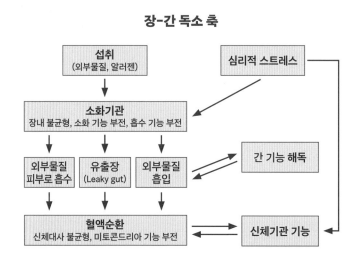

반면 간 기능이 회복되면 간이 지방을 정상적으로 연소하기
때문에 별다른 노력을 기울이지 않아도 천천히 체중이 줄어든
다. 저지방, 저열량 다이어트를 견디느라 주린 배를 움켜쥐면서
라도 우선 간의 기능부터 정상으로 돌려놓아야 한다.

배가 나온 중년 남자들은 십중팔구 지방간이라고 생각해도
과언이 아니다. 이런 경우 간은 지방을 연소하는 기관의 기능을
상실한 채 지방을 저장하는 역할밖에 하지 못하는 셈이다. 이런
사람은 먼저 간 기능이 회복되어야 체중 조절도 가능해진다.

일단 지방간이 생기면 그 정도에 따라 3~12개월가량이 지나야 간에서 지방이 제거된다. 그동안은 자신을 환자라고 생각하고 각별한 주의와 관심을 기울여야 한다. 일단 간에서 지방이 제거되면 체중 조절은 저절로 된다고 봐도 무방하다.

지방간은 간염과 달리 간세포 자체가 파괴되거나 염증이 생긴 게 아니라 간세포 속에 지방이 축적된 상태를 의미한다. 이렇게 축적된 지방 자체는 큰 독성이 없어 심하지 않은 경우에는 증상이 없는 경우가 많고, 간 기능이 조금 저하되는 경우가 대부분이다.

그러나 이렇게 자각증상이 없다는 점이 지방간의 가장 심각한 문제점이기도 하다. 그냥 방치할 경우 간세포 속의 지방 덩어리가 커지고 핵을 포함한 간세포의 중요한 구성 성분이 한쪽으로 밀려나면서 간세포의 기능이 더욱 저하된다. 즉 세포 내에 축적된 지방으로 인하여 간세포 사이에 있는 미세혈관과 임파선을 압박하여 간 내의 혈액과 임파액의 순환에 장애가 생기게 되며, 결국 간세포는 적절한 산소와 영양을 공급받지 못하는 상태에까지 이르는 것이다.

지방간이 있는 사람도 대부분 겉으로는 건강해 보인다. 아무런 증상이 나타나지 않는 사람도 있고, 늘 피로하거나 온몸에 힘이 없는 무력증을 호소하는 사람도 있으며, 더러는 오른쪽 윗배에 답답함, 통증을 느끼는 사람도 있다.

간암이라고 하면 누구나 겁을 먹지 않을 수 없지만 지방간 정도는 대수롭지 않게 여기는 사람들이 많다. 그러나 지방간은 치명적인 간경화의 전 단계일 수 있어서 당장 특별한 증세를 나타내지 않는다 해도 반드시 치료해야 하는 질병이다.

심혈관계 질환에 좋은 3대 무기질

1. 칼슘
칼슘 섭취의 증가는 고혈압의 감소와 혈압 강하의 효과를 나타낸다고 알려져 있다. 충분한 칼슘 섭취는 일반적인 고혈압 치료에 도움이 된다.
- **칼슘이 풍부한 식품:** 오렌지, 치즈, 버터 등 유제품, 콩, 땅콩, 연어, 정어리, 녹색 채소류

2. 마그네슘
혈관의 평활근 수축을 결정하는 세포 내 칼슘 농도를 조절하려면 Na/K-ATPase 펌프의 동작이 원활해야 한다. 이를 위해 적절한 마그네슘이 필요하다. 세포의 항상성을 유지하기 위해 칼슘과 마그네슘 비율은 2:1로 맞추어야 한다.
- **마그네슘이 풍부한 식품:** 들깨, 검정깨, 호두, 아몬드, 잣, 땅콩, 녹색 채소류

3. 칼륨
칼륨 섭취는 혈압에 이로운 효과를 준다.
- **칼륨이 풍부한 식품:** 오렌지, 바나나, 감자

활성산소를 무찌르는
항산화제

內 臟
肥 滿

생명의 기본은 에너지원을 얼마나 잘 확보하고 활용하는가에
달려 있다 해도 과언이 아니다. 인체에는 약 60조의 세포가 있
다. 그리고 그 하나하나가 혈액으로부터 산소와 영양분을 받고
산소로 영양분을 연소(산화)시켜 에너지를 얻는다.

산소는 운동성이 매우 활발하여 산소가 충분히 공급될 때에
는 산소가 부족할 때와 비교해 19배나 증가한 에너지 효율을 만
든다고 한다. 산소가 부족할 때에는 인체에서 영양소로 쓰이는
포도당이 대사 중간에 멈추어 젖산으로 저장되지만, 산소가 충
분히 존재할 때는 피부르산에서 대사를 계속 진행하여 많은 에

너지가 발생한다.

일반적으로 산소는 동물이나 인간의 조직과 세포가 활동하는 데 꼭 필요한 것이지만, 인체 내에서 대사과정 중에서 불가피하게 활성산소를 만들어낸다. 활성산소는 말 그대로 화학 구조상으로 보통 산소와 다른 '활성형의 산소'로서 구조적으로 불완전한 형태를 가지고 있다. 이러한 불완전한 구조 때문에 어떤 물질과도 반응하기 쉬운 화학 물질이며, 세균이나 곰팡이 또는 이물질과 빠르게 반응하여 결합하려는 속성이 있다.

인체 내에서 활성산소는 원래 생체 방어 역할을 수행하게 된다. 강력한 반응성 때문에 인체에 침입한 세균과 바이러스의 세포벽에 결합하여 세포벽의 구성 성분들을 빠른 속도로 산화시켜 파괴함으로써 세균과 바이러스를 제거할 수 있다. 그러나 정상 세포의 세포벽을 구성하는 성분도 세균과 바이러스 등의 세포벽을 구성하는 성분과 거의 유사하기 때문에, 이러한 기능은 정상 세포에도 영향을 미칠 수 있다. 그러므로 활성산소가 과다하게 생성될 때에는 그 유익 작용의 범위를 벗어나 정상 세포까지 파괴하는 '유해산소'의 속성을 갖는다.

활성산소의 이러한 유해성에 대해 많은 연구가 진행되어 왔다. 현재까지의 연구 보고에 따르면, 이러한 활성산소는 우리 몸의 DNA와 생체 조직을 손상 또는 파괴하며, 순환계·신경·면역 기능에 장애를 일으켜 노화를 촉진하고, 암·폐·심장 및 신장 질환과 당뇨·눈(특히 망막 세포 질환)·종양성 질환·동맥 경화·신진대사 장애·만성 피로 등 사람에게 발생하는 많은 질환의 중요한 원인 중의 하나로 보고되고 있다.

그렇다면 우리 몸은 활성산소의 유해한 작용을 손놓고 바라보고만 있는 걸까? 아니다. 인간의 세포 안에도 활성산소의 피해를 최소한으로 줄이려는 메커니즘이 형성되어 있다. 세포 안의 소포체가 활성산소와 반응하여 해가 없는 물질로 바꾸는 항산화 효소를 생성한다. 이렇게 활성산소를 분해하는 항산화제로서 몸속에서 생성되는 자연 항산화제 효소들은 다음과 같다.

SOD(superoxide dismutase)

우리 몸에 활성산소가 발생하면 이 SOD 효소가 '불 끄기' 작업에 나선다. 인체에 무해한 산소 분자와 과산화수소로 바꾸는 것이 그들의 임무이다. 여기에 다시 카탈라아제는 효소가 불안정한 과산화수소를 해롭지 않은 물로 환원시킨다. 건강한 사람에게는 약 500만 개의 SOD 효소가 카탈라아제와 함께 생산된다.

글루타치온·D-페니실라민·트란스페린·세루로플라스민

과산화수소를 분해해 안전한 체질을 유지하게 하는 효소다.

하지만 문명의 이기를 앞장세우고 갈수록 강력해지는 활성 산소를 진화하는 작업은 절대 쉽지만은 않다. 세포가 노화하면서 SOD와 같은 효소 분비는 점점 약화되는데, 이와 반면에 우리의 몸은 시간이 흐른 만큼 환경적(공해)으로나 심리적(스트레스)으로나 산화 과정에 계속 노출될 수밖에 없기 때문이다. 특히 그 중에서도 흡연자의 경우 활성산소의 피해가 훨씬 심각하다. 담배 한 모금마다 몇 십억 개의 활성산소가 생긴다고 주장하는 학자도 있다.

매우 유감스러운 일이지만 나이가 들면서 세포의 노화에 따라서 단백질의 하나인 SOD와 활성산소를 제거하는 여러 효소의 생성은 점점 줄어든다. 그렇다고 개인의 힘으로 활성산소를 유발하는 공해라든가 스트레스의 요인을 자유자재로 없앨 수는 없는 일이다. 그렇다면 자체 방어 능력이 떨어질 때 항산화제를 취할 방법은 없을까? 만약 있다면 어떤 방법이 있으며, 얼마나 효과 있을까?

학자들은 기본적으로 우리 몸의 활성산소 제거 물질 가운데 가장 우수한 SOD나 카탈라아제 등은 단백질 성분이기 때문에 외부에서 섭취한다 해도 위의 산성 환경에서 변화되고 소화 장기에서 대부분 분해되거나 흡수되기 때문에 효과를 기대하기 힘들다고 한다. 한때 SOD 성분이 함유된 것으로 인기를 끌었던 화장품이 논란의 대상이 된 적이 있는데, 이 역시 단백질인

SOD의 분자량이 크기 때문에 피부를 투과할 수 없어 결과적으로 별 효과가 없다는 지적에서 비롯된 것이다.

한 가지 방법이 있다면 활성산소를 없애는 항산화제(산화 물질을 막는 물질)를 제대로 섭취해 줄어든 자체 방어 능력을 보충하는 것이다. 다행히 우리 몸에서 생성되는 활성산소는 비타민 E(토코페롤)·C, 베타카로틴과 같은 항산화제 등에 의해 제거되는 과정이 촉진되거나 직접 제거된다. 또 후라보노이드 성분처럼 자연물질로부터 항산화제를 얻을 수 있다. 근래 SOD에 관련된 연구가 진가를 발휘하면서 프로폴리스라든가 피크노제놀 등 각종 천연물질이 쏟아져 나오는 것도 강력한 천연 항산화제라는 점에서 공통점을 갖는다.

또한 활성산소의 형성 과정을 보면 어떤 형태의 자극(stress)이든 활성산소의 과다 형성을 일으키는 주된 요인이 된다. 따라서 이러한 점에 주목하여 활성산소의 발생률을 최대한 낮추는 지혜가 필요하다. 마음을 잘 다스려 작은 일에 흥분하지 않고 사소한 탈에 화내지 않는 자세야말로 다량의 활성산소 발생을 막는 가장 큰 포인트다. 활성산소를 일으키는 요인을 살펴보면 다음과 같다.

활성산소 발생 요인

화학적 자극 (공해 요인)	음식 첨가물, 과음, 흡연, 과식, 식품의 잔류 농약, 지나친 화장, 의약 화공약품 과다 복용 등
물리적 자극	과한 자외선·X선, 과격한 운동, 교통사고, 대수술, 과한 열 등
감염성 자극	세균성 자극·바이러스 감염·기생충 감염 등
정서적 자극	흥분·분노·슬픔 등 지나친 감정, 지나친 개인주의 등

특히 정서적 자극은 활성산소를 부르는 주범이라는 점에 주목할 필요가 있다. 쇼크로 인한 심장 혈관의 급격한 수축·이완이 유해산소의 급증으로 이어지는 것이다. 그렇다면 외부에서 섭취할 수 있는 항산화제를 나열해 보면 다음과 같다.

SOD 유사 물질

우리 체내에서 만들어지는 항산화 효소 SOD와 유사한 작용을 하는 물질. 최근 주목을 받는 식품으로 배아·발효 콩·발효유 제품 등이 있다. 또한 항산화 음료로 일컬어지는 허브차와 프로폴리스 차도 SOD 작용을 나타내는 것으로 알려져 있다.

베타카로틴

당근·고구마·살구·감자 등에 들어 있는 황색 성분을 일컬

어 카로티노이드라 하는데, 이 색소의 대표 물질인 베타카로
틴에는 산화를 저지하는 항산화 성분이 매우 뛰어나 세포의
DNA가 손상되는 것을 방지하고, 특히 면역체계를 높여 암·
심장병·백내장 등의 난치병에 효과적인 것으로 알려져 있다.
베타카로틴은 필요량 이상으로 몸속에 들어오는 경우, 간장
에서 대기하다가 비타민 A가 부족하면 즉시 전환하는 특성
이 있다. 성인은 하루에 10mg~30mg을 섭취하는 것이 이
상적이다. 이 양을 음식에서 섭취하지 못하면 비타민 정제를
복용해서라도 보충하는 것이 좋다.

베타카로틴이 많이 함유된 녹황색 채소로는 파슬리·당근·쑥
갓·부추·시금치·무청·호박 등이 있으며, 김이나 미역 등 해
조류에도 베타카로틴이 많이 함유되어 있다.

비타민 C

비타민 C는 슈퍼옥시드 래디컬·과산화수소·일중항 산소 등
에 대항하는 항산화 물질이다. 비타민 C는 수용성이기 때문
에 세포막처럼 지질로 된 부분에는 들어가지 못하지만, 체액
속에서는 우선으로 항산화 능력을 발휘하는 것으로 알려져
있다.

몸속의 비타민 C는 항산화제로서의 역할 외에도 면역과 해
독·호르몬의 생산 등에도 작용하기 때문에 같은 조직이나

기관에서도 비타민 C의 농도가 높을 때는 그 조직이나 기관이 암에 걸리기 쉽지 않다고 한다. 대표적인 식품으로 레몬·딸기·감·밀감·파슬리·브로콜리·피망·고구마 등이 있다.

그런데 한 가지 유의할 사항은 비타민 C를 음식으로 섭취하는 데는 무리가 있다는 점이다. 보통 하루 필요 섭취량은 500~1000mg이면 적당한데, 그 기준대로라면 100g 무게의 레몬 과즙 한 개에 비타민 C가 약 45mg이 함유되어 있으므로, 단순 계산으로도 레몬을 하루에 40~70개 정도 먹지 않으면 안 된다는 결론이 나온다.

또 비타민 C가 포함된 채소는 수확 직후부터 비타민 C가 급속히 분해되어 소실되므로 섭취량을 정확히 계산하기 어렵다. 음식량이 적은 경우라면 비타민 제제를 상용하는 것도 좋은 방법이다.

토코페롤

비타민 E 성분인 토코페롤은 SOD와 효과가 유사한 대표적인 항산화제이다. 지방으로 스며드는 지용성 비타민이라는 특성이 있다. 활성산소에 의한 세포 내의 피해는 주로 세포막과 저밀도 지(脂)단백질에서 일어나므로 이들이 지방 분자로 이루어져 있다는 점은 매우 중요하다. 즉 비타민 E는 활성산소에 의해 파괴되는 세포를 보호하게 된다.

비타민 E는 1930년대 맥아유(wheat germ oil)로부터 최초로 분리됐다. 이것은 토코페롤로 알려진 8개의 매우 복잡한, 그러나 유사한 분자 형태 중 하나였다. 튼튼한 방패로 적을 막듯 안정된 세포막은 활성산소의 공격을 막아준다.

하루에 필요한 비타민 E의 양은 10~30mg. 정상적인 식사를 하는 사람이라면 평소에 먹는 음식만으로 충분히 섭취할 수 있다. 왜냐하면 우리가 흔히 먹는 음식, 특히 식물성 기름에 비타민 E가 풍부하게 들어 있기 때문이다.

비타민 B2

글루타치온 환원 효소를 활성화함으로써 항산화제의 역할을 하는 것으로 비타민 B2를 우선으로 꼽는다. 비타민 B2의 안정된 공급이야말로 글루타치온에 의한 활성산소의 제거나 과산화지질의 해독 작용에도 유효하게 작용한다. 비타민 B2를 많이 함유한 식품으로 뼈·콩·메밀·발효콩·엿기름·대구알·굴·쇠간·달걀·우유·치즈·버섯 등이 있다.

자연 항산화제 '소나무 껍질'

OPC이란 프랑스 남부 해안에서 자라는 소나무 껍질(Pinus maritima)에서 뽑아낸 후라보노이드 계통의 천연 항산화 물질을 말한다. 강한 바닷바람과 뜨거운 여름 기온에서 축적되는 피크노제놀(Pycnogenol) 성분은 비타민 E의 50배, 비타민 C의 20배가 넘는 강력한 항산화 작용을 하는 것으로 밝혀지고 있다.

많은 식물 중에 왜 하필이면 소나무인가? 이에 대해 소나무의 약용성을 연구한 민간요법 연구가는 다음의 이유를 든다.

첫째, 소나무는 사시사철 광합성을 하므로 후라보노이드 성분의 항상성을 유지할 수 있다.

둘째, '형태는 에너지'라는 맥락에서 볼 때 침엽수 형태가 지닌 특성을 최대한 활용하는 차원에서 '치유력'을 생각해볼 수 있다. 즉 소나무의 사시사철 푸르고 바늘 끝처럼 날카롭게 뻗은 잎의 형태는 강력한 약성(藥性)으로 나타난다.

셋째, 열악한 환경에서 자란 소나무가 더 약리 작용이 강하다. 예를 들어 해안가에 심어져 바닷바람을 이겨내야 한다든가, 일조량이 지나치게 많아 스트레스가 심한 소나무들은 '보호 물질(면역력)'의 생성이 높아서 그만큼 약성이 강하다.

1kg의 피크노제놀을 추출하려면 500kg이나 되는 원료가 필요하여 가격이 높은 편이지만, 현재까지 발견된 항산화제 가운데 가장 탁월한 치유력을 나타내는 것으로 알려져 있다.

녹차 추출물

녹차에서 추출한 후라보노이드 계통의 성분도 항산화제 작용이 뛰어나다. 녹차의 떫은맛을 내는 에피갈로카테킨 갈레이트(epigallocatechin gallate) 성분은 특별히 간장을 보호하는 특성이 있으며, 면역 기능을 향상시켜 암에 효과적이라고 한다. 이 성분은 특히 세포에 들어온 발암 물질이 활성산소에 의해 과산화물로 변모되어 세포의 DNA에 상해를 주지 못하게 하는 항산화 효과가 탁월한 것으로 알려져 있다.

쿼르세틴

주로 채소, 과일을 비롯하여 식물의 잎, 종자, 곡물 등에 존재하는 것으로 보고되었으며, 적색 양파와 케일 등은 특히 상당한 양의 쿼르세틴을 함유하고 있는 것으로 알려져 있다.

커큐민

강황(또는 울금)에서 생성되는 밝은 황색의 알칼로이드 화합물이다. 항암효과뿐 아니라 치매를 예방하는 성분까지 들어 있다.

후라보노이드

식물에 많이 함유되어 있는 녹색과 노란색 색소이다. 식물의 잎과 꽃, 뿌리 외에 과실의 껍질이나 씨앗에 함유되어 있어서 대부분의 식물이 후라보노이드 성분을 지니고 있다.

후라보노이드가 주성분인 천연물질로는 프로폴리스를 꼽을 수 있다. 벌집에서 추출하여 만든 프로폴리스는 뛰어난 항산화 작용으로 과산화지질의 생성을 방지, 유해산소를 제거함으로써 노화 방지는 물론 각종 염증 질환과 당뇨·고혈압 등 혈관 경화성 성인병을 예방 치유하는 데 매우 효과적인 후라보노이드 천연물질로 알려져 있다.

그 밖의 미세소량 원소(무기질)로는 이런 것이 있다.

셀레늄(Se)

HDL(좋은 콜레스테롤)을 높여 준다. 비타민 E와 함께 복용하면 상승 효과가 있다. 순환계 질환인 동맥경화나 심장 질환에 좋다.

크롬(Cr)

혈당 조절에 관여하여 체내 스트레스인 부신 호르몬을 억제하여 체내 인슐린을 활성화한다. 당뇨병에 효과적이다.

그 외 아연(Zn), 망간(Mn), 코큐텐(CoQ10) 등이 있는데 이들은 요새 새롭게 부상하는 항산화제 물질이다.

산화 스트레스와 항산화제

활성산소의 생성과 중화 사이에 균형이 깨지고 세포 산화가 증가하는 현상을 산화 스트레스(oxidative stress)라고 한다. 활성산소가 과도하게 형성되는 반면 체내의 항산화 능력이 부족한 상태인데, 이로 인해 각종 질병이 유발되고 노화가 촉진된다. 이 같은 결과를 막기 위해 개발된 제품이 항산화제이다.

일반적으로 시중에 판매되는 종합 비타민제의 단점은 항산화제, 특히 해독 목적(비만 해소, 노화 방지)으로 사용되기에는 용량이 매우 부족하다는 점이다. 또한 항산화제 성분이 불충분한 것 역시 일반 종합 비타민제의 아쉬운 점이다.

간혹 시중에 특별한 항산화제 성분이 고용량으로 들어간 경우가 있지만 그런 상황에도 특정 항산화제 단일 성분만 노화 방지 용량에 근접하는 경우가 대부분이다. 따라서 해독을 목적으로 하는 항산화제의 처방은 그 종류뿐만 아니라 적절한 용량의 선택이 아주 중요한 비중을 차지한다.

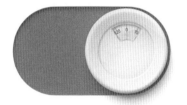

3장

몸을 조율하여

내장지방을

차단한다

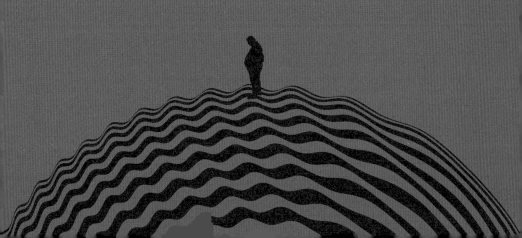

우리 몸을 지키는
효소의 역할

內 臟
肥 滿

경상도 사람들이 즐겨 쓰는 호칭 가운데 '아재'라는 것이 있다. '아저씨'의 사투리라는 말도 있지만, 그냥 일반적인 아저씨보다는 친인척 관계가 얽혀 있을 때 많이 쓴다. 예를 들어 외삼촌은 '외아재', 이모부나 고모부 등은 '새아재'로 불린다. 정확한 의미나 어원까지는 찾아보지 않았지만 나는 이 아재라는 호칭이 왠지 푸근하고 정감 있게 느껴져 아주 마음에 든다. 딱히 촌수가 정해져 있지 않기 때문에 일가친척이 아닌 남자 어른을 '아재'라고 불러도 큰 실례가 되지 않는다.

우리 몸속에도 이런 '아재(제)'들이 있다. 바로 효소이다. 효소

자체를 의미하는 영어 단어로는 엔자임(enzyme)이 있지만 아밀라아제, 리파아제 등 끝에 아제(-ase)라는 접미사가 붙는 단어들은 대부분 효소라고 보면 된다.

예를 들어 연필을 깎다가 손을 벴다고 하자. 상처에서 피가 흐르고, 공기 속의 병균이 침입할지도 모른다. 몸의 입장에서는 최대한 빨리 출혈을 막고 파괴된 세포를 새로 만들어야 한다. 이때 복잡한 생화학 반응을 일으켜 출혈을 막고 새로운 세포를 만들어내는 것이 바로 효소의 작용이다.

만약 몸속에 들어온 병균이 죽지 않고 곪으면 고름이 생기고 심할 때는 독소가 혈관을 통해 온몸에 퍼지기까지 한다. 이 같은 사태를 막기 위해 수천 개의 효소가 상처 부위로 몰려와 모세 혈관의 독소나 고름을 분해하여 깨끗이 제거하고, 혈액 순환을 도와 백혈구로 하여금 남은 병균을 잡아먹게 하여 상처를 아물게 한다.

이렇게 한시도 쉬지 않고 진행되는 모든 생화학 반응이 효소를 매개로 하는 촉매 작용에 의해 이루어진다. 또한 생각하고 판단하는 사고 작용, 손과 발을 움직이는 운동까지도 효소가 없으면 이루어지지 않는다.

몸속의 효소는 알맞은 산성도(pH), 비타민과 미네랄, 습도, 단백질 등의 조건이 갖추어져야 활발한 작용을 한다. 그렇지 않을 경우에는 효소의 수가 감소되거나 활성이 저하되어 각 장기의 기능이 약화되기 때문에 건강 상태가 무너지는 것이다.

또한 환경 공해와 화학 비료, 농약, 인스턴트 식품 등은 직·간접으로 효소를 감소시키거나 그 활성을 떨어뜨려 모든 조직의 세포 활력을 저하시키고 체력을 약화시키는 작용을 한다.

우리가 섭취하는 영양분 중에는 분자량이 적어서 소화관을 통해 그대로 흡수될 수 있는 것들이 있다. 포도당이나 각종 아미노산 등이 여기에 속한다. 그러나 녹말이나 단백질 같은 영양소는 분자량이 아주 크기 때문에 그대로는 흡수가 되지 않는다. 우리가 일상적으로 쓰는 '소화'라는 단어에는 이렇게 분자량이 큰 고분자 물질을 우리 몸이 흡수할 수 있는 저분자 물질로 분해한다는 의미가 포함되어 있다.

효소는 이 같은 분해 과정이 더 원활하게 이루어질 수 있도록 촉매하는 단백질의 일종이다. 자연 상태에서는 분해 속도가 아주 느리므로 만약 소화 효소라는 촉매가 작용하지 않는다면 덩어리가 큰 영양소들은 미처 우리 몸에 흡수될 틈도 없이 그대로 배설되어 버릴 것이다.

만약 단백질 덩어리인 고기 한 점을 아미노산이 될 때까지 분해하려면 진한 산성 용액에서 만 하루를 끓여야 하지만, 우리 몸속의 효소는 불과 2~3시간 안에 그것을 분해할 수 있다.

우리가 먹는 음식을 장작개비에 비유한다면, 이 장작을 태워서 우리 몸이 필요로 하는 에너지를 만들어내는 것이 바로 대사이다. 그러나 모닥불을 피워본 사람이라면 알겠지만, 아무리 좋은 장작개비가 있다 하더라도 불쏘시개가 없으면 불을 피우기가 쉽지 않다. 또 불을 제대로 피우기 위해서는 바짝 마른 장작이 좋은데, 몸이 비만한 사람들은 장작이 기름에 축축하게 절어 있는 상태이기 때문에 더욱 문제가 커진다. 우리 몸속에서 불쏘시개 역할을 해주는 것이 바로 효소이다.

효소의 역할

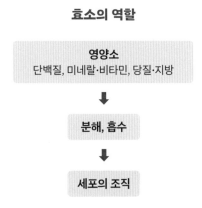

효소는 우리가 생명체로서의 목숨을 유지하는 모든 과정에서 필요한 요소 가운데 하나이다. 단순히 음식물을 소화하는 데만 필요한 것이 아니라 숨을 쉬고 생각하고 질병에 저항하고 혈액이 순환하는 등의 모든 과정에 효소가 작용한다.

또한, 생명체가 아닌 이상 그 무엇도 효소를 만들어내지 못한다. 과학과 의학이 눈부신 발전을 이루었다고는 하지만, 아직 인간은 단 하나의 효소도 인위적으로 만들어내지 못한다. 효소의 종류는 수없이 많으며, 그것이 인간의 건강에 직접적인 영향을 미친다는 사실이 속속 확인되면서 학자들 사이에 치열한 연구가 진행되고 있는 분야이기도 하다.

한 가지 재미있는 사실은 사람의 몸에서 효소가 무한정 만들어지는 것이 아니라 그 용량이 한정되어 있다는 점이다. 이것을 엔자임 포텐셜(Enzyme Potential)이라 하는데, 정해진 용량을 전부 소모하고 나면 생명이 끝난다는 설이 제기되고 있다. 다시 말해서 사람의 수명은 엔자임 포텐셜의 소비 속도에 반비례한다는 것이다.

이 같은 학설의 옳고 그름을 떠나서 어차피 효소라는 것이 생명의 유지에 결정적인 역할을 하는 것만은 분명한 이상, 우리는 의식적으로라도 우리 몸속의 효소를 아껴 쓰고 음식물에 포함된 효소들을 가능한 한 많이 섭취하는 것이 좋다.

그런데 효소는 열에 아주 약하다. 일반적으로 섭씨 50도가 넘으면 효소가 파괴되어 제 기능을 하지 못한다. 따라서 우리가 음식을 익혀 먹을 때, 즉 화식(火食)을 할 때는 음식물 속에 든 효소를 거의 섭취할 수 없기 때문에 어쩔 수 없이 우리 몸 속의 효소를 이용해야 한다. 바로 이것이 생식이 좋다고 하는 이유 가운데 하나이기도 하다.

요즘 우리는 채소나 과일 등을 제외하면 거의 대부분의 음식을 익혀서 먹는다. 또한 상다리가 휘어질 정도로 여러 가지 종류의 음식을 차려 놓고 먹으면 각각을 소화하는 데 필요한 효소가 전부 다르기 때문에 우리 몸에서는 그만큼 양도 많고 종류도 다양한 효소를 만들어내야 한다. 뷔페가 우리의 입을 즐겁게 할지는 모르지만, 그만큼 우리의 배 속에서 부패하기도 쉽다는 사실을 염두에 두어야 하는 것이다.

이렇게 해서 먹은 음식물이 완전히 소화되지 않으면 몸 밖으로 내보내기도 그만큼 어려워진다. 장벽에 달라붙은 음식물 찌꺼기는 각종 박테리아가 살아가기에 더없이 좋은 환경을 제공해주고, 그것이 부패되면서 여러 가지 독소가 생겨난다. 이것이 내장비만의 가장 직접적인 원인 가운데 하나이다.

우리의 장벽에는 수많은 융털이 돋아 있는데, 이 융털을 음식물 찌꺼기가 완전히 덮어 버리면 영양분을 흡수하기는 그만큼 어려워지고 각종 독소가 흡수되기는 그만큼 쉬워진다. 이 독소가 혈관을 타고 우리 몸 구석구석을 돌아다니며 각종 질병을 만들어내는 것이다.

음식을 익혀 먹지 않는 야생 동물들은 고혈압이나 당뇨병 같은 대사성 질병에 걸리지 않는다. 오로지 인간과, 인간이 만들어주는 익힌 음식을 먹는 가축이나 반려동물만이 그 같은 몹쓸 병에 걸린다. 그렇다고 이제 와서 밥 대신 생쌀을 씹어 먹고 고기도 그냥 날것으로 먹을 수는 없는 노릇이다. 그 대신 싱싱한 효소가 살아 있는 채소나 과일을 많이 먹고, 또한 우리 몸속의 소중한 효소가 낭비되지 않도록 가급적 적게 먹는 수밖에 없다. 그래서 효소가 다량 함유된 발효식품이 몸에 좋은 것이다. 김치, 된장이 건강식품으로 세계적으로 각광받는 이유가 이것이다.

여러 종류의 동물성 단백질을 섞어 먹는 것 역시 피하는 것이 좋다. 왜냐하면 여러 단백질을 분해할 때 여러 가지 대사산물과 유해 가스가 발생하고 각 단백질을 분해하는 효소가 여러 개 분비되어 대사 과정이 복잡해지면서 소화력이 떨어지게 된다.

노화와 질병을 좌우하는
몸속의 균

內 臟
肥 滿

당신의 몸속에는 약 100조 마리의 세균이 살고 있다. 일일이 헤아려본 사람이 없을 테니 숫자에 대해서는 약 60조에서 100조 사이, 종류는 수십 종에서 수백 종에 이르기까지 학자들에 따라 차이가 나지만, 60조든 100조든 그야말로 '천문학적인 숫자'임에는 이견이 없다.

요즘 지구상에 약 80억 명가량이 살고 있다고 추산하는데, 우리의 배 속에는 세계 인구의 1만 배가 넘는 세균들이 득실거리고 있다. 놀랍지 않은가? 어쩌면 그 녀석들에게는 우리의 몸이 지구, 아니 우주와 맞먹는 것으로 느껴질지도 모르니, 사람이 곧 소우주(小宇宙)라는 말도 전혀 과장이 아닌 셈이다.

정상적인 경우 60조 내지 100조 개의 세균 가운데 약 80%는 우리 몸에 좋은 세균, 즉 유익균이고 나머지 20%가량이 유해균으로 간주된다. 이 8대 2의 균형은 우리의 건강에 절대적인 영향을 미친다.

사람의 체질을 분류하는 여러 가지 방법과 기준이 있지만, 나는 장내 세균의 균형 상태 역시 그 같은 기준 가운데 하나가 될 수 있다고 생각한다. 다시 말해서 몸에 이로운 세균, 즉 유익균과 몸에 해로운 세균, 즉 유해균이 균형을 이룬 '정상 균총'을 가진 사람과, 그 균형이 깨진 '이상 균총'을 가진 사람으로 구분할 수 있다는 것이다.

정상 균총을 가진 사람의 장 속에서는 비타민과 호르몬, 효소 등이 제대로 생산되고 지질의 대사도 활발하게 이루어진다. 면역계가 활성화되는 것은 물론이다. 이렇게 되면 건강과 생명을 유지하는 데 꼭 필요한 세포 활성화 물질이 많아져서 노화가 늦추어지고 사람의 외모 역시 밝고 깨끗해진다.

반대로 이상 균총을 가진 사람의 몸속에서는 암모니아와 유화수소를 비롯해 암과 동맥경화를 유발하는 해로운 물질들이 만들어지고, 유해산소와 과산화지질 등과 같은 독소나 노폐물이 쌓여간다. 이것이 암을 비롯한 각종 성인병을 유발하고, 노화를 촉진한다는 사실은 말할 필요도 없다.

다음은 이 같은 메커니즘을 그림으로 나타낸 것이다.

정상 균총과 이상 균총

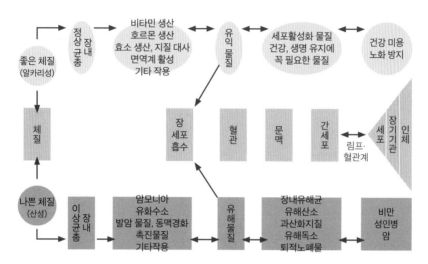

무엇이 장내 환경을 바꾸는가? 이 질문의 답을 찾기 위해서는 장수촌의 식생활을 살펴보면 된다. 장수촌 사람들은 주로 잡곡·감자·채소 등의 섬유소가 많은 음식을 먹는다. 또한 단백질이나 지방이 적은 음식물, 그 외에 정제하지 않은 통밀빵과 과일, 발효유를 많이 섭취한다는 공통점을 가지고 있다.

장내 미생물은 대부분 입으로부터 들어오는 것이기 때문에 이들은 섬유소가 많은 식품이나 요구르트 등을 섭취함으로써 오랫동안 유익한 장내 균총을 유지할 수 있다. 요구르트는 젖산 발효로 얻어진 제품으로, 최종적으로 몸에 들어가서 젖산균이 살아 있어야 하고 그 숫자가 많아야 원래의 성분을 발휘할 수 있다. 요구르트에 의해 장내의 좋은 균인 비피더스 균이 많이 번식하면 장관의 면역성을 높인다. 이는 장내 유기산을 형성하여 갖가지 감염을 막아주기 때문이다.

비피더스 균이 증식하면 그 대사물로서 젖산이나 초산 같은 유기산이 생성된다. 이 산은 갖가지 나쁜 균의 배양을 막아주는 작용과 함께, 장의 연동 운동을 촉진시켜 보다 정상적인 배변을 유도하고 세균성 설사에도 효과적이며 정장(整腸) 작용의 효과 또한 높다는 점이 특징이다. 이밖에 비피더스 균은 체내의 비타민, 특히 B1과 B2의 생산을 도와서 우리 몸에 좋은 비타민 공급 자원이 되기도 한다.

이러한 요구르트 장수설과 관련하여 빼놓을 수 없는 사람이 있다. 러시아 태생의 장수학자인 메치니코프다. 요구르트를 먹으면 젖산균이 장내에 번식하는 나쁜 균의 발육을 억제해 준다는 이론으로 각광을 받았다. 하지만 요구르트에 포함된 불가리아 균이나 요구르트 균은 위산과 같은 강한 산에서는 살 수 없어 위에서 죽고 만다는 사실이 발견되자 메치니코프 설은 매장되고 말았다.

그로부터 수년이 흘러 비록 젖산균이 위산의 영향으로 죽는다 하더라도 100% 다 죽는 것이 아니고 어느 정도는 살아서 장에까지 도착한다는 실험 결과가 발표되면서 그의 장수설은 다시 힘을 얻고 있다. 그의 이름이 거의 한 세기 만에 요구르트의 상표명으로 되살아난 이유가 바로 이것이다.

비피더스 역시 메치니코프와 더불어 수많은 장내 유익균 가운데 하나로 장수의 대명사로 손꼽힌다. 메치니코프 이후 비피더스가 장 속에서 매우 중요한 구실을 하고 있는 사실이 널리 알려지면서, 비피더스 균을 배양해 만든 요구르트가 다시 관심을 끌기 시작했다.

식이섬유가 우리 몸에 좋은 이유 가운데 하나는 장내의 유산균을 증식시키는 작용을 하기 때문이다. 그리고 장내 세균에 의해 대사되는 과정에서 배변량의 증가, 혈장 콜레스테롤의 저하, 대장암·당뇨병 등 성인병의 발병 억제 등의 효과가 있는 것으로 알려졌다. 반대로 유해균의 대표적인 균으로 대장균·식중독균·포도상구균 등을 들 수 있으며, 이들은 장내 부패를 촉진해 노화를 가속화하고 발암 물질을 만들어낸다. 고기를 많이 먹는 사람의 장에서 많이 발견되고 있는 것으로 보고되고 있다.

푸락토 올리고당이 많이 함유되어 있는 양파·아스파라거스·우엉·마늘, 갈락토 올리고당이 많은 콩·완두콩·팥·녹두·효모·이스트 등은 모두 우리 장 속에 좋은 유산균을 번성하게 하는 식품들이다. 또한 시중에는 여러 가지 종류의 요구르트가 나와 있으니, 각각의 특징과 효능을 살펴보고 자신에게 맞는 제품을 선택하여 꾸준히 먹는 것도 좋은 방법이다.

'장내 환경 개선'이 음식보다 우선이다

'장(腸)이 좋아하는 음식'을 먹기 전에 더 중요한 것은 장을 깨끗하게 디톡스하는 것이다. 피부에 좋은 화장품을 바르기 전에 우선 피부를 깨끗이 세안해야 효과가 좋듯이 말이다. 장내 환경을 깨끗이 하는 것, 바로 장내 환경(gut ecology) 개선이다.

음식을 먹으면 배설물로 배출된다. 그런데 올바르지 않은 음식을 섭취했거나 혹은 올바르지 않은 방법으로 섭취하여 배설에 문제가 생기면 장에 유독가스가 생긴다. 배 속 공해다. 이런 배 속 공해에 노폐물, 과산화지질, 유해산소, 유해균, 박테리아까지 합쳐진 것이 바로 '숙변'이다.

단순히 '오래된 변'이라는 사전적 정의로 숙변을 설명하기엔 불충분하다. 더러운 피부에 영양 크림을 바르면 오히려 뾰루지가 나듯이 아무리 좋은 장 속 세균이라도 오염된 장내 환경 속에서 과다증식하면 그람음성균(살모넬라균·이질균·티푸스균·대장균·콜레라균·페스트균·임균·수막염균·스피로헤타 등 세균의 종류)의 내독소(endotoxin)가 장 점막 상피세포에 염증을 일으킨다. 내독소는 체내에 보유되어 균체 밖으로 분비되지 않는 독소로 내독소가 일으킨 장 내 염증은 결국 급성 및 만성 염증의 원인이 된다. 특히 장 점막세포 사이의 간격이 느슨해져 장 점막 안쪽 혈관 안으로 오염물질이 침투해 면역계를 손상시키는 '장누수 증후군(새는 장 증후군)'의 주요 원인이 되기도 한다. 장 건강이 만성 질환과 밀접한 관계에 있는 것이다. 그러므로 만성 질환을 근본적으로 치료하려면 약물 복용뿐만 아니라 환자의 라이프 스타일을 꼼꼼히 점검하며 꾸준히 몸의 변화를 일궈내는 것이 중요하다.

오늘날 우리 주변엔 '장에 좋은' 건강식품 및 보조제들이 넘쳐난다. '장 건강'이 매스컴의 주목을 받은 후 프리바이오틱스, 프로바이오틱스, 심(sym)바이오틱스, 포스트바이오틱스 등 각종 바이오틱스 제품들이 쏟아져나오고 있다. 1992년에 처음 장 해독, 항노화, 면역강화를 내세워 '장내 세균과 건강'에 대해 강연을 시작했을 때만 해도 이 주제는 일반인은 물론, 의사들한테까지도 무척 생소했었다. 그즈음 장내세균학의 세계적 권위자이자 유산균 전문가인 도쿄대 미츠오카 토모나리 교수를 만날 기회가 있었는데, 그때 그는 "식이섬유나 올리고당 같은 프리바이오틱스 하나만이라도 꾸준히 섭취하면 장내세균총의 밸런스가 유지된다"라며 "여러 종류로 분류해 놓은 유산균 제품의 섭취에 일일이 신경 쓰지 않아도 된다"고 말했다. 살아있는 생유산균만큼 죽은 균도 장내 환경 개선에 일조한다는 말이었다. 그는 헤어질 때 자신이 만들었다는 포스트바이오틱스 제품과 논문을 주면서 "지금껏 발견하지 못한 많은 균주들이 앞으로 수없이 나타날 것이다. 마치 우주의 별처럼"이라고 말했다.

우주의 신비를 전부 풀지 못했듯, 우리는 아직 장에 대한 모든 비밀을 모른다. 가장 대표적인 미지의 분야가 바로 만성적 장의 염증이 뇌에 미치는 영향이다. 아직 장내 환경이 뇌의 구조에 주는 기저는 잘 알려지지 않았지만 뭔가 분명한 관계가 있다는 연구 결과들은 계속 나오고 있다. 장의 한정적인 염증이 특정 뇌 영역에 대한 과도한 신경 반응을 불러일으키고, 장 점막 염증으로 인한 내독소 반응을 상시로 발생하게 하며, 이것이 뇌혈관 장벽의 염증을 수반하고 이 염증이 다시 뇌세포의 대사를 방해한다는 가설이다. 장내독소에 의한 뇌혈관벽의 손상이 치매와 파킨슨병과 관련 있다는 연구 논문도 이미 여러 편 나와 있다.

장 건강에 대한 1차 책임은 몸의 주인인 우리에게 있다. 장이 더부룩한지, 과도하게 가스가 발생하는지, 염증으로 인한 통증이 있는지를 평소 주의 깊게 살피는 습관을 갖는 것이 좋다. 매스컴에서 '장에 좋다'며 선전하는 각종 바이오틱스 제품을 종류별로 갖춰 먹기에 앞서, 장에서 발생하는 미세한 변화를 감지하는 생활습관을 기르도록 하자.

질병의 공격을 막는
몸의 방어선

內 臟
肥 滿

항균 침대에 이어 항균 도마와 항균 행주가 등장하더니, 이제는 학생들의 학용품에까지 항균 노트와 항균 연필이 등장했다. 물론 개인위생에 신경을 쓰는 것은 바람직하지만, 누구나 지나친 결벽증 때문에 5분 간격으로 끊임없이 손을 씻었다는 월트 디즈니처럼 세상을 살 수는 없는 노릇이다.

1995년 인도네시아의 유명한 휴양지인 발리섬에 때아닌 콜레라가 발병한 적이 있었다. 모두 200명가량의 환자가 발생했는데, 그 대부분이 일본 사람이었다고 한다. 물론 당시 발리섬에는 일본 사람뿐만 아니라 현지인인 인도네시아 사람과 한국 사람, 중국 사람, 그 밖에 서양 사람들도 많이 놀러와 있었지만, 묘하게도 일본 사람들만 콜레라에 걸린 것이다. 그 이유가 명확하게 밝혀지지는 않았지만, 상황으로 미뤄볼 때 평소 지나치게 깔끔한 일본 사람들 특유의 결벽증이 오히려 세균의 침입을 막는 데 불리한 쪽으로 작용했을 가능성이 있다.

사실 우리는 헤아릴 수 없이 많은 병원균에 둘러싸여 살아가고 있다. 차라리 그 많은 균이 우리 눈에 보이지 않는다는 사실이 다행스러울 지경이다. 이 손 저 손을 거친 돈에도 세균이 잔뜩 붙어 있고, 종일 뛰어다닌 발과 버스와 지하철 손잡이, 현관문을 잡았던 손에도 세균이 득실댄다.

그렇다고 돈을 꺼내고 받을 때마다 손을 씻을 수는 없다. 아무리 손을 깨끗이 씻는다 해도 마지막에 수도꼭지를 잠글 때 옮겨붙는 세균은 어떻게 할 것인가. 생각해보면 우리 몸이야말로 세균이나 바이러스 등 병의 원인이 되는 미생물에겐 최고의 양식 환경을 제공하는 배양기일지 모른다.

우리 주변에 해로운 세균과 독소가 많은 것은 사실이지만, 물론 우리 몸은 일상이 피곤해질 만큼 아무 대책도 없이 세균 앞에 노출된 것은 아니다. 눈물·콧물·땀·침·가래 등에는 라이소자임(lysozyme)이라는 효소가 있어 세균을 잡아 녹인다. 그때 미처 방어하지 못한 균이 위로 들어가면 위산이라는 강력한 염산 살포에 살아남기가 어렵다. 피부 역시 세균을 방어하는 강력한 보호막이다. 이들을 일컬어 1차 방어선이라 한다.

그렇다면 2차 방어선은 무엇인가. 대표적인 예가 백혈구의 식균작용이다. 세균의 침입을 받은 기관에 피를 타고 온 백혈구가 세균 가까이 접근하여 적군을 탐색한 후 육탄 공격을 감행한다. 공격 형태는 세균을 온몸으로 감싸고 몸의 일부를 열어 균을 포획하여 잡아먹는 방식이다.

백혈구 중에도 한 번에 수백 개 이상의 세균을 먹어 치우는 것이 있으니 이를 대식세포, 마이크로파지(macrophage)라 부른다. 예를 들이 몸에 해로움을 끼칠 만한 바이러스가 나타나면 백혈구의 리소좀(lysosome) 속에 저장해둔 가수분해 효소를 퍼부어 녹여 버린다. 그들에 의해 진압된 바이러스의 시체는 고름이라는 형태로 나타난다.

그다음에 등장하는 것이 3차 방어 체계인 면역, 즉 항체라는 것이다. 면역에 관여하는 대표적인 세포로 T 세포(T 림프구)와 B 세포(B 림프구)가 있다. 결론부터 말하면 T 세포는 세균을 직접 죽이는 한편으로 B 세포를 돕는 일을 하고, B 세포는 항체를 만들어 백혈구나 대식세포가 세균을 잡아먹기 쉽게 한다.

앞서 설명한 대로, 림프구라는 세포는 백혈구의 일종으로 크기는 5~15μm가량이다. T 세포는 골수에서 만들어져 림프 조직의 일종인 흉선(가슴샘)으로 이동한다. 그 가운데 70~75%는 흉선에 남고 나머지는 림프샘(림프절)이나 지라(spleen)에 이동하여

적의 공격에 대비한다.

바이러스·세균·곰팡이·이식 조직 등 이물질이 들어와 T 세포의 막에 달라붙으면 T 세포는 그것을 곧바로 느끼고 세포를 빠르게 분열하면서 림포톡신(lymphotoxin)이라는 독소를 분비하여 세균을 직접 죽이기도 하고, 고분자 물질인 림파카인(lymphakine)을 분비하여 병균의 감염 부위에 대신 세포를 유인하여 균을 잡는다.

에이즈는 바로 이 T 세포에 부하가 걸려 생기는 병이다. 이 병을 일으키는 바이러스를 HIV(Human Immunodeficiency Virus)라고 하는데, 성행위 또는 수혈 등의 결과 감염된 HIV는 T 세포에서 분열하여 T 세포를 터뜨려 죽이고 또 다른 T 세포를 공격해 들어간다. 이 과정에서 T 세포가 다른 균에 대한 저항력을 잃으면서 폐렴이나 암에 걸려 생명을 잃게 되는 것이다.

조금 쉽게 예를 들어서 설명해보자. 우리의 몸에 침투하는 세균과 바이러스는 도둑, 혹은 테러범으로 비유할 수 있다. 림프구는 이러한 불순분자들을 색출하고 검거하는 경찰 같은 역할을 한다. 그런데 에이즈를 유발하는 HIV라는 바이러스는 오히려 경찰을 집중적으로 공격함으로써 무력화하는 아주 악질적인 테러 집단이다. 경찰이 무력화되어 치안 질서가 무너지면 좀도둑을 비롯한 온갖 범죄가 기승을 부릴 것은 불을 보듯 뻔하다.

아이들이 감기에 걸려 병원을 찾아가면 의사들은 가장 먼저 아이의 입속을 들여다본다. 편도선이 부었는지를 확인하기 위해서이다. 이 편도선이 바로 림프절 가운데 하나이다. 입을 크게 벌리면 목젖 양쪽으로 완두콩만한 편도가 보인다.

편도선이 부었다는 것은 다시 말해서 세균의 공격을 막기 위해 가열찬 투쟁을 벌이고 있다는 의미이며, 동시에 신체의 다른 기관들을 향해 전투 준비를 시작하라는 경계경보를 발령하는 것이기도 하다. 입은 테러 집단(세균이나 바이러스)이 우리 몸으로 침투하는 가장 효과적인 통로 가운데 하나이기 때문에 목 주변에는 편도선 외에 많은 림프관과 림프절이 집결되어 있다.

또 하나 우리 몸속의 경찰력이 집중된 곳은 직장 부근이다. 이곳 역시 우리 몸의 가장 대표적인 우범 지대이기 때문이다. 특히 대변이 정상적으로 배설되지 않고 장벽에 달라붙어 누적되면 각종 세균이 서식하고 증식하기에 가장 좋은 조건이다.

우범 지대에서 범죄와 사고가 자주 발생하면 할수록 치안 유지를 위해서는 그 지역에 더 많은 경찰력을 투입해야 한다. 경찰력이 여기에 집중된 사이, 다른 지역은 상대적으로 빈틈이 많이 생길 수밖에 없다. 즉 장의 상태가 깨끗하지 않으면 여러 가지 질병에 노출될 우려가 그만큼 커진다.

한 해독학자는 이렇게 주장한다. 세균이 가장 많이 침투하기 쉬운 입안의 청결을 유지하기 위해 매일 양치질을 하듯, 입안보다 더 많은 세균의 안식처를 제공하는 직장(直腸)을 매일같이 청소(관장)해야 한다고 말이다.

나도 기본적으로는 그 같은 주장에 동의한다. 그러나 매일같이 관장한다는 것은 보통 사람으로서는 쉬운 일이 아니다. 게다가 매일같이 청소하는 것보다는 아예 노폐물이 쌓이지 않는 메커니즘을 만드는 것이 더욱 시급하고 효과적인 대책이지 않겠는가.

몸의 요정,
림프를 잘 흐르게 하라

內 臟
肥 滿

사람의 몸에는 두 가지 관(管)이 있다. 하나는 피가 흐르는 혈관이고, 또 하나는 림프가 흐르는 림프관이다. 피와 혈관에 대해서는 누구나 기본적인 상식을 가지고 있지만, 림프와 림프관은 의외로 잘 모르는 사람들이 많다.

림프는 따로 존재하는 것이 아니라 조직 세포의 사이사이에 존재하는 조직액이 림프관으로 들어가면 그냥 림프가 된다. 조직액 역시 원래부터 조직액으로 존재하는 것이 아니라 혈액 속의 혈장 성분이 모세 혈관을 통해 배어나온 것이다. 따라서 림프는 적혈구가 포함되어 있지 않다는 점을 빼면 혈장의 일종이라고 볼 수 있다.

혈관은 심장에서 출발하여 동맥과 정맥을 거친 다음 다시 심장으로 되돌아오는 폐쇄된 계(系)를 이루고 있지만, 림프관은 특별히 시작이라 할 만한 곳도, 끝이라 할 만한 곳도 없이 그냥 그물망처럼 퍼져 있다. 이 림프관 속을 림프액이 흘러 다니면서 각종 영양소와 면역 항체를 운반하는 역할을 한다.

림프액에는 혈장 단백질·콜레스테롤·인지질·각종 비타민 등 여러 가지 영양물질이 들어 있다. 또한 면역 글로블린도 포함되어 있으며, 몸속에서 경찰 역할을 하는 림프구도 들어 있다. 앞서 설명한 것처럼 림프계가 우리 몸의 면역체계를 대표하는 작용을 할 수 있는 이유가 바로 이것이다.

그러나 '인체의 정화 처리 시스템'으로서 림프계의 역할도 이에 못지않게 중요하다. 림프관은 '기름길'이라고 해도 과언이 아닐 만큼 몸속의 지방을 운반하는 데 결정적인 역할을 한다. 지방뿐만 아니라 세포 활동으로 생긴 대사물·죽은 세포·박테리아·세균 등도 실어 나른다.

여러 갈래의 림프관이 모이는 자리를 림프절이라고 하는데, 이것이 마치 필터처럼 림프액이 모아온 지방과 독소 따위를 걸러낸다. 정상적인 림프계는 거의 완벽에 가까운 폐기물 처리 시스템이다.

림프절은 몸속 어디에나 존재하지만 목과 사타구니, 겨드랑이 등에 집중되어 있다. 흔히 감기에 걸려 목이 아프면 '임파선이 부었다'라고 표현하는데, 이 임파선이 바로 림프절 가운데 하나이다. 그러나 수많은 림프절이 가장 넓게 퍼져 있는 곳은 역시 복부이다. 따라서 복부의 '기름길'이 막히면 곧장 장기 사이에 지방이 끼는 내장비만으로 이어진다.

혈액과 림프액의 차이는 가운데 하나로, 혈액은 심장의 펌프질로 생기는 압력에 의해 순환하지만, 림프에는 따로 압력을 가해 밀어내는 힘이 작용하지 않는다는 점이다. 그 대신 근육의 수축과 흉강 내의 음압에 의해 흐르며, 림프관에 판막이 달려 반대 방향으로는 흐르지 않는다.

그러나 아무래도 림프액은 혈액보다 스스로 흘러가는 힘이 약할 수밖에 없고, 특히 요즘 사람들은 복부의 근육을 움직일 기회가 별로 없어서 더욱 림프의 흐름이 약해지기 쉽다. 여성의 경우에는 몸에 꽉 끼는 속옷 때문에 림프의 흐름이 막히는 경우도 많다.

이러한 여러 가지 요인 때문에 림프액의 흐름이 정체되면 림프액 속의 노폐물이 대사를 저하시키고 영양분은 축적되어 내장지방이 생긴다. 이 내장지방은 다시 림프관을 더욱 압박하고, 림프관이 압박을 받으면 내장지방은 더 늘어나는 악순환이 되풀이된다.

장간막의 부종과 복부 돌출

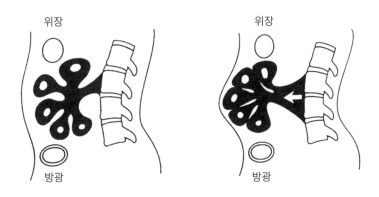

그림에는 나타나 있지 않지만 검게 표시된 장간막에는 수많은 림프절이 모여 있다. 그런데 대장과 소장에서 발생한 독소나 가스가 원활히 배출되지 않으면 림프절에 쌓여 결국 부종(浮腫)을 일으킨다. 림프절이 부어오르면 그것이 붙어 있는 장간막도 덩달아 부을 수밖에 없고, 이것이 장간막을 앞으로 밀어내는 형국이 된다. 내장지방과 함께 장간막이 부어서 복부가 더욱 튀어나오는 것이다. 이렇게 되면 장간막이 붙어 있는 척추에까지 영향이 가기 때문에 요통이 생기는 경우도 많다.

배가 지나치게 단단해져서 누르면 아프다거나, 반대로 지나치게 뱃살이 늘어져서 출렁거린다면 모두 림프액의 흐름이 나빠졌다는 증거로 볼 수 있다.

이 같은 사태를 막기 위해서는 림프의 흐름을 방해하는 요소들을 최대한 없애 주어야 한다. 물론 궁극적으로는 먹는 것부터 신경을 써야 할 것이고, 기본적으로 몸의 대사가 활발히 진행되면 림프의 흐름에도 큰 문제가 없다. 또한 림프절은 자율 신경의 지배를 받기 때문에 림프절에 적당한 자극을 주면 자율 신경에도 그 영향이 미친다.

림프계

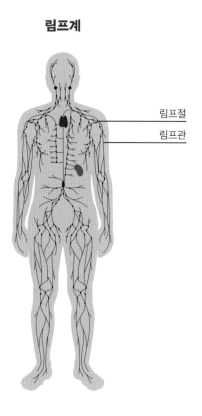

요즘은 림프 드레니지(lymph drainage)라 하여 일종의 마사지를 통해 림프의 흐름을 원활히 하는 방법이 소개되고 있다. 간단

히 말하면 림프관이 많이 모여 있는 부위를 손으로 쓸어내리는 것만으로 림프액의 흐름에 도움을 줄 수 있다는 원리이다.

림프는 원래 맑은 시냇물이나 샘물을 뜻하는 단어였다고 한다. 하지만 나는 림프라는 단어를 들으면 그리스 로마 신화에 나오는 '님프(nymph)'라는 요정이 먼저 떠오른다. 우리의 몸속에서 림프가 제대로 흐른다는 것은 곧 대사가 그만큼 원활히 이루어진다는 의미이고, 그렇게만 되면 우리도 님프처럼 가볍고 활기찬 모습으로 뱃살과는 무관한 삶을 이어갈 수 있지 않을까 하는 공상을 해본다.

물로
몸의 독소를 씻어내라

內 臟
肥 滿

미국 애리조나주 영양 연구소의 로버트선 박사는 물의 '요요 현
상'과 관련하여 매우 흥미로운 보고서를 발표한 바 있다. 만일
우리가 물을 충분히 마시지 않으면 몸은 필요하면 언제라도 물
을 보충할 수 있도록 몸속에 항상 일정량의 물을 저장할 궁리를
한다는 것이다. 그로 인해 물의 저장량이 많아지면 몸무게는 그
만큼 늘어난다.

반대로 항상 물을 충분히 마시는 사람은 어떨까? 몸속에 물
을 따로 저장할 필요가 없어져 몸무게가 그만큼 줄어든다. 따라
서 어른이라면 머그잔 정도의 큰 컵으로 하루 8~10잔 정도는

마셔야 한다는 것이 로버트선 박사의 결론이다. 몸의 입장으로 본다면, 물은 요요 현상을 일으켜서라도 확보해야 하는 매우 중요한 물질이기 때문이다.

노화를 막기 위해서는 물을 많이 마시는 것이 좋다. 얼굴의 주름살을 원치 않는 사람이라면 당연히 물을 많이 마시는 것이 좋다. 더욱이 물은 세정 작용과 정보 투사력이라는 강력한 힘을 가지고 있다. 물의 정보 투사력은 어떤 성분을 입력하여 순화시킨 것을 다시 제공하는 힘을 말한다. 같은 음식을 섭취하여도 물에 투사되면 될수록 성분의 힘이 강해지므로 음식만큼 중요한 것이 물이라 할 수 있다.

보약을 달이거나 빨래를 하는 것도 모두 물의 정보 투사력을 응용한 일상의 모습이다. 전자가 음식의 좋은 성분을 우려내어 몸을 보호하는 것이라면, 후자는 옷에 있던 먼지나 때를 풀어내버릴 수 있도록 한다는 것이 다를 뿐이다. 먹을 때는 딱딱하던 과자도 몸속에 들어가면 수분에 풀어져 체내에 흡수된다.

또한 물은 우리 몸의 '겉'을 씻어내는 데만 유용한 것이 아니라 몸의 '속'을 씻어내는 데도 아주 중요한 역할을 한다. 노폐물도 물에 풀려야 땀과 소변으로 배설되기 때문이다. 좀 더 복잡하게 들어가면, 생명체가 유지되기 위해 일어나는 각종 화학 반응도 물이 있어야만 진행된다. 밥 안 먹고 열흘 살 수는 있어도, 물 없이 사흘을 견디기가 어려운 것은 이런 이유에서다.

만일 물이 부족하여 체중이 1~2%가 줄어들면 갈증을 느끼고, 이보다 더 줄어들면 혈액 순환에 영향을 주어 열이 나며, 10%가 줄어들면 병이 생기고, 20%가 줄어들면 죽음에 이른다고 한다.

사람은 하루에 총 2.5~3L의 물을 섭취하는데, 마시는 물과 음료에서 1.5~1.8L를, 음식물에서 1L, 음식물이 체내에서 산화될 때 생기는 물에서 250~300mL를 얻는다. 반면에 하루에 배설하는 물은 소변으로 1.5L, 대변으로 100mL, 땀으로 600~700mL, 호흡으로 400mL 등 모두 2.5~3L로, 섭취와 배설이 균형을 이룬다. 식사하기 30~60분 전, 취침 1~2시간 전에도 두세 잔의 물을 마시면 체내 독소를 자연스럽게 씻어내는 데 도움이 된다.

그 밖에 물을 많이 마시는 것이 좋은 이유를 정리하면 다음과 같다.

① 신장의 부담이 덜어지고 노화 예방과 건강 유지에 도움이 된다.
② 혈액의 끈기를 없애고 뇌졸중을 막아준다.
③ 변비 해소에 굉장히 효과적이다.
④ 목구멍 점막의 저항력을 길러 감기를 예방한다.
⑤ 술을 마실 때 물을 충분히 마셔 두면 간장이 부담이 크게

덜어진다.

⑥ 방광염과 방광암의 예방에 탁월한 효과가 있다.

⑦ 위나 십이지장의 궤양으로 공복 때 느끼는 통증을 멎게 한다.

⑧ 천식 발작 시 찬물을 마시면 호흡이 편해지고 담도 가라앉기 쉽다.

⑨ 감기 등으로 열이 날 때 물을 충분히 마시면 열이 빨리 내린다.

⑩ 알레르기 질병은 물을 많이 마시면 원인 물질이 배출되어 쉽게 고쳐진다.

⑪ 운동 후에 물을 많이 마시면 피로가 빨리 풀린다.

우리는 흔히 "내가 물로 보이냐?" 하는 말로 물을 업신여기는 경우가 많은데, 생각하면 할수록 재미있고 경이롭기까지 한 것이 바로 이 물이다.

첫째, 거의 모든 물질은 보통 온도에서 물질의 세 가지 상태 중에서 기껏해야 한두 가지 상태로 존재한다. 그러나 물만은 예외이다. 다시 말해 기체, 액체, 고체의 세 가지 형태 모두를 쉽게 접할 수 있는 유일한 물질이 바로 물이다.

둘째, 물은 천연적으로 바다를 이룰 만큼 다량의 액체로 존재하는 유일한 무기물이다. 물을 구성하는 수소와 산소는 지구상의 어떠한 기온 속에서도 기체 상태로만 존재한다. 이 두 가지 원소가 결합하여 액체 상태의 물을 만든다는 것은 생각할수록 놀라운 일이 아닐 수 없다. 분자량만으로 계산하면 물은 -70도 안팎에서 끓어야 정상이다. 그러나 실제로는 그보다 170도가 높은 섭씨 100도가 되어야 끓는다.

셋째, 물은 비열(比熱)이 이례적으로 커서 지구상의 기온을 조절하는 천연의 온도 조절 장치이다. 비열이 크다는 말은 곧 온도 변화가 잘 일어나지 않는다는 의미이다. 끓이면 금방 뜨거워지는데 무슨 소리냐고 힐지 모르지만, 예를 들어 아연 1g의 온도를 0도에서 1도로 올리는 데는 0.0297kcal밖에 필요하지 않다. 반면 물은 1kcal가 필요하다. 다시 말해서 물은 아연보다 33배가 많은 열량을 받아들여서 저장할 수 있으며, 온도가 내릴 때는 아연보다 33배나 많은 열을 쏟아 놓는다. 이런 물이 지구의 70%를 덮고 있지 않았다면 지구는 극단적인 온도 변화로 생명체가 살 수 없는 불모의 별이 되었을 것이다.

넷째, 물은 고체(얼음)의 밀도가 액체(물)보다 작아서 고체가 액체 위에 뜨는 유일한 물질이다. 섭씨 0도의 물은 무게가 0.9999g이다. 그런데 섭씨 0도의 얼음은 무게가 0.92g밖에 되지 않는다. 백분율로 치면 무려 8%나 가벼운 셈이다. 만약 다른 물질들처럼 물 역시 액체보다 고체가 무거워서 얼음이 모두 물 속으로 가라앉는다면 거의 대부분의 수중 생물들이 얼어 죽고 말 것이며, 애당초 물에 기원을 둔 인류가 태어나지 못했을지도 모른다.

물에 대해서는 워낙 말도 많고 탈도 많아서, 어떤 이들은 오전에는 물을 일체 마시지 않는 것이 좋다고 하고 또 어떤 이는 식사 도중이나 직후에 물을 마시는 것이 소화 작용에 방해가 된다고 하는 등 여러 가지 논란이 많다. 그러나 가장 고민스러운 것은 역시, 어떤 물을 마실 것이냐 하는 점이다.

당국의 홍보에도 불구하고 수돗물을 그대로 마시는 사람은 별로 없는 듯하고, 그렇다고 약수를 떠다 먹자니 중금속 오염이다 뭐다 해서 말이 많다. 시중에 수많은 정수기가 나와 있지만 여과 방식에 따라 몸에 유익한 무기질마저 다 걸러내 버리는 바람에 아무런 영양분이 없는 증류수가 나온다는 말도 있다. 급기야는 심층수니 산소물이니 해서 어지간한 고급 포도주보다도 비싼 외국의 물을 들여다 먹는 사람들도 있는 모양이다.

그렇게 마시는 물에 신경을 많이 쓰는 사람들이 꼭 알아두어야 할 것이 있다. 아무리 비싼 물, 좋은 물이라 해도 시궁창에 쏟아 부으면 구정물밖에 되지 않듯이, 내장비만으로 몸속의 독소와 노폐물을 그대로 쌓아둔 상태에서 아무리 좋은 물을 마셔도 소용이 없다.

굳이 어떤 물이 좋으냐고 따져 묻는다면, 나는 개인적으로 알칼리성 전해수가 가장 우리 몸에 좋다고 생각하는 쪽이다. 요즘은 국내에도 이런 물을 만들어주는 정수기가 여럿 나와 있다.

물의 결정을 사진으로 찍은 일본의 에모토 마사루 박사에 의하면, 똑같은 물이라 할지라도 '감사합니다'라는 말을 들려준 물은 질서 정연하고 아름다운 결정을 나타내는 반면 '망할 놈'이라는 말을 들려준 물의 결정은 마치 악마를 연상케 하는 괴상한 모습을 하고 있었다고 한다. 믿거나 말거나이지만 어쩌면 물 한 잔 마실 때마다 위에 소개한 물의 신비를 떠올리며 감사한 마음을 가진다면 한 병에 10만 원짜리 생수를 사다 먹는 것보다 더 나을지도 모른다.

몸의 알칼리성을 유지하는 방법

內 臟
肥 滿

100여 년 전 프랑스의 화학자이자 세균학자인 파스퇴르는 사람이 병에 걸리는 이유가 세균과 바이러스 때문이라는 '세균설'을 주장했다. 우리 몸속에 어떤 균이 침입하면 우리는 그 균에 의해 병에 걸리게 된다는 것이다.

　이 무렵 독일에선 건강과 관련하여 매우 흥미로운 실험이 진행되고 있었다. 그것은 페텐코퍼 교수의 세균 배양 실험 과정에서 빚어진 우연한 실수의 결과였다. 즉, 세균 배양 실험을 하고 있을 때 실수로 알칼리 액이 몇 방울 떨어진 것을 무시하고 세균을 배양시킨 결과 다음날 아침 그는 배양기에 있던 세균이 번식되지 않았음은 물론, 처음에 넣어 둔 세균마저 죽어 있음을 확인할 수 있었다.

이 우연한 실수는 당시 막강했던 파스퇴르의 세균설을 반대하고 인체의 '체질설'을 주장하는 임상적 근거를 마련해주었다. 그것은 사람의 체질이 알칼리성으로 유지되어 있을 때는 비록 외부로부터 세균이 사람 몸속으로 침입해 들어오더라도 균이 번식하지 못하므로 쉽게 병에 걸리지 않는다는 강력한 메시지를 담고 있었다.

산성 체질이 되지 않기 위해서는 우리 몸에 산을 유발하는 식사와 스트레스로부터 벗어나야 한다. 산을 중화하는 대표적인 음식이 채소와 과일이다. 동물성 식품을 많이 섭취하면 소화 대사에서 발생하는 황산·인산·질산·요산 등 갖가지 산으로 인해 산성 체질이 된다. 흰쌀밥이나 백설탕을 먹어도 피루브산·젖산 등의 성분이 나와 산성 체질이 되기 쉽다. 산성 체질이 되는 것을 막기 위해서는 부추·양파·채소류·등 푸른 생선·멸치·두부·콩·된장 등 알카리성 식품을 많이 먹는 것이 좋다.

사람의 몸이 산성화되지 않고 알칼리성을 유지하면, 세균이나 바이러스 등이 몸에 침입해 들어온다 할지라도 알칼리 상태에선 세균 또는 바이러스의 번식이 어려우므로 병에 걸리지 않는다. 그러나 여기서 한 가지 주의할 점이 있다. 아무리 알칼리성 식품을 많이 먹어도 우리의 마음, 우리의 생각이 산성화되어 있으면 아무런 소용이 없다. 부정적인 마음은 알칼리성 식품마저 산성으로 바꾸어버리기 때문이다.

어떤 식품이 산성인지 알칼리성인지를 알고 싶으면 불에 태워 보면 된다. 타고 남은 재가 산성이냐 알칼리성이냐에 따라 그 식품의 성격이 드러나기 때문이다. 산성과 알칼리성을 구분하는 기준은 식품 속에 포함된 칼슘과 인의 비율이다. 인보다 칼슘이 많을 때는 비록 신맛을 낸다고 해도 알칼리성 식품이며, 칼슘보다 인이 많을 때는 산성 식품이다. 영양학자들은 알칼리성과 산성 식품을 약 2~3대 1의 비율로 섭취하는 것이 바람직하다고 한다.

우리의 몸은 pH 7.4 정도의 상태를 유지하려 한다. 산성 식품을 많이 먹으면 우리의 몸은 산성이 되는 것을 중화하기 위해 뼈로부터 칼슘을 녹여 균형을 맞추려고 한다. 산성 식품을 먹는 자체가 나쁜 것이 아니라, 알칼리성 식품과 균형을 이룰 수 있어야 한다는 뜻이다.

산성 식품 정제한 곡식, 생선, 육류, 주류

흰쌀, 흰 빵, 달걀노른자, 쇠고기, 돼지고기, 닭고기, 햄, 소시지, 버터, 흰 설탕, 고등어, 삼치, 연어, 뱀장어, 오징어, 커피, 코코아, 치즈, 땅콩, 청주, 호두, 굴

알칼리성 식품 녹황색 채소, 정제하지 않은 곡식

오이, 마늘, 버섯, 시금치, 감자, 토마토, 콩, 무잎, 고춧잎, 미역, 다시마, 김, 밀감, 사과, 우엉, 식초, 두부, 당근, 호박, 양파, 양배추, 죽순, 무, 파, 샐러리, 배, 앵두, 딸기, 포도, 현미, 보리, 조개류, 건포도, 파인애플, 복숭아

칼슘 식품 우유, 어류, 콩류, 해조류

우유, 연어, 정어리, 멸치, 병아리콩, 검은콩, 미역, 다시마, 톳, 김, 매생이

위의 예에서 보듯 알칼리성 식품, 즉 녹황색 채소에는 대부분 섬유질, 즉 식이섬유가 풍부하게 들어 있다. 섬유질은 마치 빗자루처럼 장 속의 노폐물을 쓸어내리는 작용을 하는 동시에, 이렇게 체질의 산성화를 막는 데도 중요한 역할을 한다.

식이섬유와 관련하여 이런 일화가 있다. 전쟁 중 미군 포로에게 우엉을 먹인 일본인에게 전쟁 후 '나무뿌리를 먹게 했다'며 포로 학대죄로 처벌했다는 것이다. 사실 그동안 지난 70년대까지만 해도 식이섬유에 대한 관심은 아주 보잘것없는 것이었다. 영양학적으로 따져볼 때 별 득이 없는 데다가 잘 소화되지 않기 때문에 다른 영양소의 흡수를 방해한다는 이유에서였다.

식이섬유는 학문적으로 '음식물 속에 들어 있는 성분 중 인

간이 가진 소화효소로 소화되지 않는 성분'이라는 개념상의 정의를 뛰어넘어 변비 예방뿐 아니라 성인병 방지에도 효과적이다. 특히 암 발생을 억제하는 데 좋다는 실험 결과도 계속적으로 늘어가는 추세다.

이런 결과는 식물 섬유로 인해 변이 배 속을 통과하는 시간이 빨라지면, 음식물에 섞이거나 소화 도중에 만들어지는 발암 물질이 장 점막에 접촉하는 기회가 감소하고, 또한 식물 섬유가 장내 세균에도 영향을 주어 발암 물질 등의 유해 물질이 장내에 조성되기가 어려워지기 때문이라는 해석이다. 곡류와 채소 중의 셀룰로오스, 리그닌 등과 같은 섬유질은 부피가 크고 양이 많아 대장에서의 통과 시간도 빠르므로 변비 방지에 좋고 대장암을 일으키는 유해 유독 성분을 흡수·배설하는 데 아주 좋다.

그 밖에 식이섬유는 콜레스테롤의 수치를 낮추는 작용도 한다. 즉 음식 중의 콜레스테롤은 소장 상부의 공장(jejunum, 空腸)을 통과하면서 체내에 흡수되는데, 섬유질에 의해 그 흡수가 방해되므로 섬유질을 많이 먹으면 콜레스테롤이 쌓이지 않는 효과를 나타낸다는 것이다. 식이섬유가 동맥경화나 담석 예방에 효과적인 것도 이 때문이다.

또 어떤 종류의 식이섬유는 장내의 식염 나트륨을 흡수 배설하는 과정에서 혈압 상승을 억제하기 때문에 고혈압에도 좋은 효과를 나타내며, 팽창하는 특성으로 위 속에 남아 있는 시간이 길어지면서 소장의 영양 흡수 작용이 완만히 이뤄지도록 하기 때문에 혈당치의 급상승을 막아 당뇨병(인슐린 비의존형)의 치료나 예방에도 유용하다.

섬유질이 많이 포함되어 있는 음식이 질병을 예방하는 이유는 무엇인가? 섬유질의 가치를 묻는 이 질문은 반대로 이렇게 물을 수도 있을 것이다. 현대인의 식사에서 수많은 질병을 일으키는 요인은 무엇인가?

섬유질이 많이 든 음식을 먹으면 소위 말하는 '문화병(물질문명의 지나친 발달 때문에 생기는 병)'에 걸리지 않는다는 말은 단순히 음식 내에 있는 섬유질 성분만이 아니라, 이러한 음식에는 유독 물질이 적기 때문에 질병에 걸리지 않는다는 것을 포함해 이해하는 것이 옳다. 예를 들면 정제 밀가루·정제 설탕·합성 비타민·방부제·인공 색소·인공 감미료·소금·양념 등은 천연 식이섬유에는 대체로 첨가되기가 어렵다.

섬유질은 건강을 해치는 식품보다는 건강에 유익한 식품에 보다 많이 함유되어 있다. 예를 들면 육류에는 섬유질이 적게 함유되어 있고, 그 대신에 요산(尿酸)이 보다 많이 포함되어 있어 관절염이나 류머티즘 등의 염증성 질환을 유발한다.

하지만 채식을 할 때 '섬유질을 섭취하기 위해 이러한 식사를 한다'라는 고정 관념에서는 벗어날 필요가 있다. 그저 좋은 식사를 습관적으로 즐기는 것일 뿐이다. 우리가 어느 특정 음식을 그 음식에 함유되어 있는 특정 비타민·무기물질·아미노산·지방산·탄수화물이나 효소 등을 섭취하기 위해 먹는 것이 아닌 것처럼.

체중계 눈금이 가리키는
숫자의 의미

內 臟
肥 滿

① 술을 마음껏 마시게 하라.

② 늘 편안히 놀게 하고 걷지 못하게 하라.

③ 매일 아침 달걀프라이를 두세 개씩 먹여라.

④ 기름기 많은 고기 요리에 설탕과 버터가 듬뿍 든 디저트를 매일 먹여라.

⑤ 요리는 가급적 짜게 만들어 먹여라.

⑥ 커피나 홍차에 설탕을 듬뿍 넣어라.

⑦ 담배를 마음껏 피게 하라.

⑧ 매일 밤늦게 자게 하여 수면이 부족하게 하라.

⑨ 휴가나 여행을 못 가게 하여 스트레스가 쌓이게 하라.

⑩ 돈 문제나 자녀 교육 문제로 아침저녁으로 바가지를 긁어서 신경을 자극하라.

무엇이 목적인 리스트인지 짐작이 가는가? 바로, 미국 하버드 대학의 영양학 교수인 진 메이어 박사가 발표한 '남편을 빨리 죽게 하는 10가지 방법'이다. 위의 10가지 지침(?)을 한마디로 요약한다면 '남편을 뚱보로 만들어라' 정도가 될 것이다. 다시 말해서 '뚱뚱한 사람은 빨리 죽는다'라는 의미인데, 전 세계의 장수촌을 연구한 하버드대 리프 교수는 자신이 만나본 장수자 가운데 뚱뚱한 사람은 단 한 명밖에 없었다고 했으니, 근거가 없는 이야기도 아니다.

굳이 이렇게 빙 돌려서 말하지 않더라도 비만이 건강 그리고 한발 더 나아가 장수에 부정적인 영향을 미친다는 사실은 누구나 안다. 오히려 정상적인 체중과 몸매를 가진 젊은 여성들 중에는 옆에서 지켜보기 안쓰러울 만큼 '살을 빼고 싶다!', '다이어트를 해야 한다!'라는 강박증을 가진 경우도 있다.

여기서 한 가지 명심해야 할 것은 자신이 원하는 체중과 전문가가 권하는 건강 체중은 차이가 있다는 점이다. 건강 체중은 사람마다 다르다. 성, 연령, 체격 수준을 고려하지 않고 일률적으로 키에서 100을 빼고 0.9를 곱한 수치를 표준체중이라고 정하는 것이 얼마나 불합리한 기준인가.

운동선수들은 근육량이 많으므로 체중이 많이 나간다. 간경화, 갑상선 기능 저하증 환자들은 몸이 부어 있기 때문에 체중이 증가한다. 반대로 운동량이 전혀 없는 사람들은 근육량이 감소하여 실제 지방량이 많음에도 불구하고 체중은 정상 범위일 수 있다.

그렇다면 체중계 눈금이 가리키는 숫자의 의미는 무엇일까? 체중은 몸의 수분, 근육, 지방, 뼈 및 각종 장기를 합친 총 무게다. 이렇게 본다면 골격이 크고 근육량이 상대적으로 많은 사람과 운동 부족으로 물렁살이 많고 배가 나온 사람이 똑같은 목표 체중을 가질 수는 없다.

건강 체중은 잘못된 식습관을 고치고 규칙적으로 운동을 하면서 자연스럽게 체중이 줄기 시작하다가 더 이상 빠지지 않고 유지되는 체중이다. 몸의 상태를 최적의 컨디션으로 유지할 수 있게 해주는 체중이라고도 할 수 있다.

다이어트를 할 때 가장 중요한 척도는 체지방의 수치이다. 남자는 체지방이 체중의 25%, 여자는 체중의 30% 이상일 때, 임상적으로는 체질량 지수가 $25kg/m^2$ 이상인 경우, 현재 체중이 이상 체중의 20%를 초과하는 경우에 비만으로 정의된다. 이렇게 숫자로 비만이냐 아니냐를 따지는 것도 중요하지만, 그보다 나의 생활 방식과 사고방식이 최대한 독소를 덜 섭취하거나 덜 만들어지게 하는 쪽인지 아니면 몸속에 독소를 차곡차곡 쌓아가는 쪽인지를 살펴보는 것이 더욱 중요하다.

'남편을 빨리 죽게 하는 10가지 방법'을 읽다가 혹시 뜨끔하지 않았는가? 자신의 생활습관 속에 이 방법들이 포함되어 있다면, 당신은 자기 자신을 천천히 죽이고 있는 것과 마찬가지다.

무엇을 먹고,
어떻게 먹을 것인가

內 臟
肥 滿

주유소에 들를 때마다 자동차에 기름을 가득 채우는 것이 아주 안 좋은 습관이라는 말을 누군가에게 들었다. 여러 가지 이유가 있는데, 내가 가장 공감한 부분은 연료를 가득 채우면 그 무게 때문에 연비가 떨어진다는 이야기였다. 문득 사람도 마찬가지라는 생각이 들었다. 생명을 유지하고 활동을 하기 위해서 먹지 않고 살 수는 없는 노릇이지만, 무엇을 얼마만큼 먹느냐에 따라 우리 몸의 연비는 크게 달라진다.

일반적으로 생명을 유지하는 데 필요한 최소한의 에너지는 800kcal 가량으로 알려져 있다. 그러나 이것은 우리 같은 보통 사람들의 이야기가 아니다. 말하자면 티벳 고원 같은 곳에서 명상에 잠긴 수도승이나 도인들의 이야기이다. 몸을 움직이지 않는 것은 물론 숨도 1분에 10번 정도만 쉬고 생각조차 멈춘 무아(無我)의 경지에서는 뇌세포조차 거의 활동할 필요가 없기 때문에 800kcal만으로도 생명을 유지할 수 있다. 이같이 생명을 유지하는 데 필요한 최소한의 열량을 기초 대사량(BMR, Basal Metabolic Rate)이라고 한다.

그런 도인이 아닌 일반인의 경우 최소 1,200kcal 정도가 필요하다. 그나마도 활동이 많고 잡념도 많은 속세에서 살아가려면 1,500kcal는 섭취해야 한다. 거기서 조금 더 활발한 활동을 해나가려면 보통 1,800에서 2,000kcal 정도는 되어야 하고, 아기에게 젖을 먹이는 수유부의 경우는 2,500kcal까지도 섭취해야 한다는 것이 정설이다. 이런 열량을 '활동성 대사량'이라고 한다.

다시 말해서 2,000kcal가 넘어가면 영양 과잉 상태가 되어다 연소되지 못한 영양분이 몸속에 쌓이기 시작한다는 것인데, 이는 플러스마이너스가 항상 0이 되어야 하는 자연의 법칙과도 들어맞는다.

하지만 현실적으로 밥 한 그릇, 과자 한 조각 먹을 때마다 일일이 열량을 계산해서 먹는 양을 조절한다는 것은 정말 피곤한 일이다. 어쩌면 거기서 비롯되는 스트레스가 과식으로 인한 폐

해보다 더 큰 부작용을 일으킬지도 모른다.

　과식이나 폭식 등 특별히 식사 습관에 문제가 있는 경우가 아니라면 너무 세밀하게 열량에 신경을 쓸 필요는 없다는 것이 내 생각이다. 물론 가능한 한 적게 먹는 게 가장 좋겠지만 설령 조금 많이 먹는다 하더라도 무엇을 어떻게 먹느냐, 어떻게 소화 분해시켜 적정한 에너지 밸런스를 유지하느냐에 따라 아무 문제가 없을 수도 있기 때문이다.

한 번쯤
거꾸로 먹어라

內 臟
肥 滿

나는 내 환자들에게 그동안 싫어하던 음식을 먹어 보라는 말을 자주 한다. 팥밥을 싫어한다면 팥밥을 지어 먹어 봐라, 생김치만 좋아한다면 푹 삭은 신김치를 먹어 봐라, 흰밥만 먹었다면 잡곡밥을 먹어 봐라, 떡이나 과자 등 단 것을 좋아한다면 쓴 맛과 신 맛이 나는 음식을 억지로라도 먹어라 등등.

먹고 싶은 것, 좋아하는 음식만 먹고 살아도 인생이 모자랄 판인데 굳이 싫어하는 음식까지 억지로 먹어야 하나 하는 생각을 하는 사람도 있겠지만, 막상 시도를 해보면 그게 도저히 참지 못할 만큼 어려운 일이 아니라는 사실을 깨닫게 된다. 혹시 그사이에 입맛이 바뀌었을지도 모른다.

딱히 편식이라고까지 할 것은 없어도, 누구나 싫어하는 음식이 있게 마련이다. '나는 무엇 무엇을 싫어한다'라는 인식이 머리 속에 박히면 그 다음부터는 그 음식은 쳐다보지도 않게 된다. 그러다 보면 그 음식에 포함되어 있는 고유한 영양소를 섭취할 기회가 원천적으로 봉쇄되는 셈이다. 당장 내일부터 그동안 거들떠보지도 않던 음식을 먹어 보라.

비만에 신경을 쓰는 사람들 가운데 지방은 무조건 쳐다보지도 않겠다는 결심을 굳히는 경우가 많다. 그러나 같은 지방이라해도 그 종류는 여러 가지이고, 그 중에는 건강을 유지하기 위해 반드시 필요한 '좋은 지방'도 많다. 피해야 할 지방으로는 동물성 포화지방(기름이 많은 육류, 닭고기 껍질, 돼지고기 비계), 가공된 수산화 기름(냉압축되지 않은 것, 트랜스지방산)이 있다. 피해야 할 지방과 좋은 지방이 함유된 음식을 보면 다음과 같다.

피해야 할 지방을 함유하는 음식

- 동물성 포화지방(기름이 많은 육류, 닭고기 껍질, 돼지고기 비계)
- 가공된 수산화 기름(냉압축되지 않은 것, 트랜스지방산)
- 가공 음식, 스낵, 마가린
- 튀긴 음식에 있는 산화지방
- 훈제 육류

- 가공 육류(소시지, 햄, 베이컨, 피자, 고기)
- 유제품

좋은 지방을 함유하는 음식

- 냉압축 기름(식물성 기름, 씨 기름)
- 견과류, 씨 종류
- 콩류
- 생선(연어, 참치, 송어, 정어리, 오징어, 숭어 등)

오히려 사람의 몸에 지방이 없다고 하면 그것도 문제가 심각하다. 아시다시피 우리는 각종 영양분을 분해할 때 나오는 열량으로 우리의 세포와 몸이 활동하는 데 필요한 에너지를 얻는다. 단백질과 탄수화물의 경우 1g이 분해될 때 약 4kcal 가량의 열량이 나온다. 지방은 1g에서 그 두 배가 넘는 9kcal가 나온다. 산술적인 계산으로 만약 우리 몸에 지방이 없다면 단백질과 탄수화물만을 가지고 살아야 하니 지금보다 두 배가 넘는 몸집을 가져야 한다.

또한 지방산은 중요한 에너지원으로 작용하는 외에도 세포막과 신경 섬유 등의 기본적인 구성 성분이 되기 때문에 지방이 없는 인체는 생각할 수조차 없다. 특히 지방산 중에서 불포화 지방산은 제 자신도 기름이면서 다른 기름을 분해하는 역할을 하는 것으로 밝혀져, 얼마 전부터 의학계의 큰 주목을 받고 있기도 하다.

그렇다면 '그냥 지방'은 좋고 '내장지방'은 나쁘다는 명제가 성립하는 것일까? 꼭 그렇지만은 않다.

우리 몸에서 중요한 역할을 하는 장기들은 대부분 뼈로 둘러싸여 있다. 예를 들어 뇌는 두개골, 심장과 폐는 갈비뼈의 보호를 받고 있는 셈이다. 그러나 내장에 해당하는 위장과 소장, 대장, 간장의 일부 등은 뼈의 보호 구역에서 제외되어 있다. 우리가 이사를 할 때 유리 그릇이나 도자기처럼 깨지기 쉬운 물건들은 신문지로 싸서 상자 속에 넣는 경우가 많다. 우리의 몸속에서 이런 신문지처럼 내장의 완충재 역할을 하는 것이 바로 지방이다. 따라서 내장지방이 전혀 없으면 외부에서 가해지는 모든 충격을 근육과 피하지방만으로 막아야 한다.

또 우리의 배 속은 장기가 빽빽이 들어찬 것이 아니라 사이사이에 빈 공간이 있다. 이것을 의학 용어로 '강(腔)'이라고 하는데, 만약 이 공간이 진짜로 텅 비어 있으면 각 장기들이 제자리를 잡지 못하고 이리저리 움직일 것이다. 이런 사태를 막고 장기들을 어느 정도 제자리에 고정되도록 하는 것 역시 내장지방의 역할이다.

따라서 어느 정도의 내장지방은 반드시 나쁘기만 한 것이 아니라 꼭 있어야 한다고 해도 과언이 아니다. 마치 인간관계에서도 조화와 협력이 중요하듯이, 내장지방 역시 장점과 단점을 적절히 조율할 필요가 있다. 물론 정도가 지나친 경우, 또한 내장지방의 성분이 건강하지 못한 경우가 문제 되는 것이다.

우리의 몸속에 있는 지방은 대략 콜레스테롤과 중성지방, 인지질, 유리 지방산 등 네 가지 종류로 구분된다. 지방이라고 다 나쁜 것이 아니고, 같은 지방이라도 이로운 점과 해로운 점을 동시에 지니고 있다.

흔히 콜레스테롤이라 하면 동맥경화와 고혈압의 원흉으로 생각하는 사람들이 많다. 그런 사람들에게 콜레스테롤 수치가 높다는 사실은 곧 공포의 대상이다. 그러나 우리의 세포막을 형성하는 중요한 물질 가운데 하나가 바로 콜레스테롤이라는 사실을 아는 사람은 그리 많지 않다. 따라서 콜레스테롤이 너무 부족하면 세포가 약해지고 나아가 피부가 거칠어진다. 또 콜레스테롤은 호르몬의 원료가 되기도 한다. 특히 테스토스테론과 프로게스테론 같은 성 호르몬, 부신 피질 호르몬 등은 콜레스테롤이 없으면 만들어지지 않는다. 따라서 콜레스테롤이 지나치게 부족하면 여성의 경우 생리 불순, 남성의 경우 정력 감퇴 등의 부작용이 생긴다.

또한 콜레스테롤은 간에서 효소의 작용에 의해 담즙산이 된다. 이 담즙산은 몸 속에 섭취된 지방을 분해되거나 배설되기 쉬운 형태로 바꾸어 주는 역할을 하기 때문에, 여기서도 콜레스테롤은 중요한 역할을 하는 셈이다.

중성 지방은 음식물을 통해 체내에 흡수된다. 흡수된 중성 지방은 지방산과 글리세린으로 분해되어 소장에서 흡수된다. 체내에서 중성 지방으로 합성되는 음식물로는 알코올과 설탕, 과일은 물론 쌀과 보리 등의 곡류도 있다. 중성 지방의 증가는 비만의 직접적인 원인이 되고, 만일 이것이 간에 쌓이면 지방간이 되어 간의 활동을 저하시킨다.

반면 중성 지방은 우리 몸의 에너지원으로 작용한다. 운동을 할 때 처음에는 당을 에너지로 원으로 이용하지만 그것이 다 떨어지면 새로운 에너지원이 필요하다. 중성 지방은 당보다 두 배 이상의 에너지를 내기 때문에 아주 효율적이다.

지방이 이렇게 긍정적인 역할을 한다고 해서 일부러 지방을 찾아 먹을 필요는 없다. 풀만 먹는 소의 몸속에서도 기름 덩어리를 얼마든지 찾아볼 수 있듯이, 탄수화물이나 단백질 가운데 일부가 우리 몸속에 흡수되면 지방으로 바뀌기 때문이다.

식물성 기름에 많이 들어 있는 불포화 지방산은 우리 몸에 좋은 역할을 한다. 서양 사람들이 동물성 지방인 버터 대신 식물성 기름인 올리브유를 빵에 발라 먹는 이유가 바로 이것이다. 그러나 아무리 좋은 식물성 기름도 공기 중에 오랫동안 노출되어 있으면 과산화지질(산화 독)이 되어 버린다. 그러므로 튀긴 음식, 기름으로 버무린 나물류, 기름기가 많은 빵, 과자류, 땅콩 등은 신선할 때 빨리 먹는 것이 좋다. 오래된 마른 술안주는 피해야 한다.

우리가 하루에 섭취하는 음식물 가운데 각 영양소가 어느 정도의 비중을 차지하는 것이 좋은지, 또한 그 가운데 여러 종류의 지방은 어느 정도인지 도표로 정리하면 다음과 같다.

	추천 섭취량	많이 들어 있는 음식
총 지방량	총 열량의 15~20%	
포화 지방산	총 열량의 6% 이하	버터, 핫도그, 소시지, 베이컨, 치즈, 우유
다중 불포화 지방산	총 열량의 6% 이하	옥수수 기름, 콩기름, 들기름, 참기름, 참치, 연어, 고등어, 정어리, 청어
단일 불포화 지방산	총 열량의 10% 정도	카놀라유, 올리브유
콜레스테롤	1일 200mg 이하	계란, 생선알, 생선 내장(명란젓, 알탕), 육류 내장(곱창, 양, 간) 등
단백질	총 열량의 15~20%	우유, 달걀, 닭가슴살, 견과류(땅콩, 아몬드 등), 두부, 시금치 등
탄수화물	총 열량의 50~60%	곡류, 면류, 고구마, 감자, 호박 등

스트레스에
익숙해질 필요가 있다

內 臟
肥 滿

인간의 생각은 무슨 일이든 이뤄낼 만큼 강한 힘을 가지고 있다.

1950년대에 있었던 일이다. 영국의 컨테이너 운반선 한 척이 화물을 양륙하기 위해 스코틀랜드의 한 항구에 닻을 내렸다. 포르투갈산 마디라 포도주를 운반하는 배였다. 한 선원이 모든 짐이 다 내려졌는지를 확인하려고 어떤 냉동 컨테이너 안으로 들어갔다. 그때 그가 안에 있는 것을 모르는 다른 선원이 밖에서 냉동실 문을 닫아버렸다. 안에 갇힌 선원은 있는 힘을 다해 벽을 두드렸지만 아무도 그 소리를 듣지 못했고 배는 포르투갈을 향해 다시 떠났다.

냉동실 안에 식량은 충분히 있었다. 그러나 선원은 자기가 오래 버티지 못할 것을 알고 있었다. 그래도 그는 힘을 내어 쇳조각 하나를 들고 냉동실 벽 위에 자기가 겪은 고난의 이야기를 시간별로 날짜별로 새겨 나갔다. 그는 죽음의 고통을 꼼꼼하게 기록했다. 냉기가 코와 손가락과 발가락을 꽁꽁 얼리고 몸을 마비시키는 과정을 겪었고, 찬 공기에 언 부위가 견딜 수 없이 따끔거리는 상처로 변해가는 과정을 묘사했으며, 자기의 온몸이 조금씩 굳어지면서 하나의 얼음 덩어리로 변해가는 과정을 기록했다.

배가 리스본에 닻을 내렸을 때 선원은 죽어 있었다. 놀라운 것은 선장이 컨테이너 안의 온도를 쟀더니 섭씨 19도였다는 사실이다. 화물이 들어 있지 않았기 때문에 스코틀랜드에서 돌아오는 항해 동안 냉동 장치가 내내 작동하고 있지 않았으나 선원은 단지 자기가 춥다고 생각했기 때문에 죽었다.

위의 글에서 드러나듯 스트레스는 그 자체가 사람을 죽이기에 부족함이 없을 정도의 독성을 발휘한다. 멀쩡한 사람이 스트레스, 즉 생각의 힘만으로 죽을 수도 있다는 사실이 새삼 신기하고 놀라울 따름이다.

스트레스는 '생체에 가해지는 여러 상해(傷害) 및 자극에 대하여 체내에서 일어나는 비특이적인 생물 반응'으로 정의되는데, 캐나다의 내분비학자 셀리에가 처음으로 이런 이름을 붙인 것으로 알려져 있다. 해로운 인자나 자극을 스트레서(stressor)라 하고, 이때의 긴장 상태를 스트레스(stress)라고 한다. 그는 스트레서를 가했을 때 스트레스가 일어나는 단계를 3단계로 나누고 이 증후군을 일반 적응 증후군이라고 하였다.

1단계는 경고 반응기로 생체가 스트레서에 대해 적극적으로 저항을 나타내는 시기이다. 1~48시간 안에 반응이 나타난다. 처음에는 체온 및 혈압 저하, 저혈당, 혈액 농축 등의 쇼크가 나타나고 다음에는 그것에 대한 저항이 나타난다. 경고 반응기를 지나고노 계속 스트레서에 노출뇌면 제2단계인 저항기로 넘어간다. 스트레서에 대한 저항이 가장 강한 시기이다. 그러나 다른 종류의 스트레서에 대해서는 저항력이 약화된다. 3단계는 피폐기로 스트레서에 대한 저항력이 떨어져 생체에 여러 증상이 나타나며 결국 죽게 된다.

그러나 스트레스 반응은 처음부터 사람을 죽이기 위해 나타나는 것이 아니라, 반대로 사람을 보호하기 위해 나타나는 반응이다. 자극 호르몬인 아드레날린이나 다른 호르몬이 피 속으로 분비되어 위험에 대처해 싸우거나 그 상황을 피할 수 있는 힘과 에너지를 제공한다.

스트레스 반응에 대한 신체의 변화는 다음과 같다.

① 근육, 뇌, 심장에 더 많은 혈액을 보낼 수 있도록 맥박과

혈압의 증가가 나타난다.

② 더 많은 산소를 얻기 위해 호흡이 빨라진다.

③ 행동을 할 준비 때문에 근육이 긴장한다.

④ 상황 판단과 빠른 행동을 위해 정신이 더 명료해지고 감각기관이 더 예민해진다.

⑤ 위험을 대비한 중요한 장기인 뇌·심장·근육으로 가는 혈류가 증가한다.

⑥ 위험한 시기에 혈액이 가장 적게 요구되는 피부·소화기관·신장·간으로 가는 혈류는 감소한다.

⑦ 추가 에너지를 위해서 혈액 중에 있는 당·지방·콜레스테롤의 양이 증가한다.

⑧ 외상을 입었을 때 출혈을 방지하기 위해 혈소판이나 혈액 응고 인자가 증가한다.

스트레스가 가해지면 왜 사람의 몸에서 이런 반응이 나타나는지를 이해하기 위해 아주 먼 우리의 조상들을 떠올려 보아야 한다. 선사 시대의 인류는 다른 동물처럼 하늘을 날지도, 빠른 속도로 달리지도 못하는 나약한 존재였다. 뾰족한 송곳니도, 두꺼운 가죽도, 날카로운 발톱도 가지지 못한 인간이 대자연 속에서 살아남기 위해서는 어떻게 해야 했을까?

위험에 맞닥뜨렸을 때, 인간이 할 수 있는 일은 상대와 맞서 싸우거나(fight) 도망치는(flight) 것밖에 없다. 그때 나타나는 인체의 반응을 'fight or flight reaction', 우리말로는 '방위 반응'이라고 한다.

어느 쪽을 선택하든 살아남기 위해서는 정신을 바짝 차려야 한다. 정신만이 아니라 몸도 그에 대한 준비가 되어야 하는데, 위에 열거한 8가지 현상이 바로 살아남기 위해 인간의 몸이 취해야 할 순비 농작인 셈이다.

위의 8가지를 하나하나 떼어서 생각하면 사람을 죽일 만큼 치명적인 독소라고 느껴지지는 않는다. 오히려 그토록 나약한 존재인 인간이 살아남을 수 있었던 데는 이 같은 방위 반응이 중요한 역할을 했다고 봐야 한다. 문제는 선사 시대와 비교할 때 육체적인 위험에 처하는 빈도와 그 성격이 판이하게 달라졌음에도 우리의 몸은 여전히 그때나 다름없는 반응을 나타내고 있다는 점이다.

스트레스의 원인은 외적 원인과 내적 원인으로 나눌 수 있는데, 선사 시대 우리 조상들은 대부분 맹수와 맞닥뜨리거나 자연적인 재해 등과 같은 외적인 원인으로 스트레스를 받았을 것이다. 또한 그 같은 스트레스는 대부분 일과성으로 지나간다. 위험을 넘기면 몸도 정상으로 돌아온다.

요즘의 우리는 어떠한가? 특별한 경우가 아닌 다음에는 평생을 살면서 사자나 호랑이와 마주칠 일이 없다. 그 대신 우리는 대부분 내적 원인으로 인한 스트레스에 시달린다. 이 같은 스트레스는 맞서 싸우거나 도망침으로써 해결할 수 있는 성질이 아님에도 우리 몸은 옛날과 똑같은 방위 반응을 보인다. 게다가 일회성이 아니라 일상적으로 우리의 삶을 압박한다. 하루 24시간, 1년 내내 위에 열거한 것 같은 신체 반응이 이어진다면 건강에 심각하게 해로울 수밖에 없다.

스트레스로 인한 일반적인 증상은 다양하게 나타나지만 대략 다음과 같은 네 가지 범주로 나눌 수 있다.

신체적 증상

피로·두통·불면증·근육통이나 경직(특히 목, 어깨, 허리), 심계항진(맥박이 빠름), 흉부 통증, 복부 통증, 구토, 전율, 사지 냉감, 안면 홍조, 땀, 자주 감기에 걸리는 증상이 나타난다.

정신적 증상

집중력이나 기억력 감소, 우유부단, 마음이 텅 빈 느낌, 혼동이 오고 유머 감각이 없어진다.

감정적 증상

불안, 신경과민, 우울증, 분노, 좌절감, 근심, 걱정, 불안, 성급함, 인내 부족 등의 증상이 나타난다.

안절부절못함, 손톱 깨물기·발 떨기 등의 신경질적인 습관, 먹는 것, 마시는 것, 흡연, 울거나 욕설, 비난이나 물건을 던지거나 때리는 행동이 증가한다.

스트레스가 무조건 건강에 나쁜 영향만 끼치는 것은 아니다. 적당하면 오히려 신체와 정신에 활력을 주는 것으로 알려져 있다. 그러나 내·외적 자극에 대해 한 개인이 감당할 능력이 약화되거나, 이러한 상태에 장기간 반복적으로 노출되면 스트레스는 만성화되어 정서적으로 불안과 갈등을 일으키고, 자율신경계의 지속적인 긴장을 초래하여 정신적·신체적인 기능 장애나 질병을 유발시킨다. 특히 노이로제 또는 심신장애의 병적인 증상이 진행하거나 악화되어 온갖 장애와 만성 질환에 걸리게 된다.

어느 누구든지 스트레스를 피해서 살 수 없으므로, 자신의 역할을 감당해 내기 위해서는 적당히 스트레스에 익숙해지도록 노력해야 하고 여기에 적응해야 한다.

소아 비만과
청소년 비만의 문제

內 臟
肥 滿

현재 자신이 비만이라고 생각하는 사람들은 잠시 책을 덮고 부모님을 떠올려보자. 혹시 부모님 중에서 한쪽 또는 양쪽 모두 본인과 비슷한 체형을 가지고 있지 않은가? 만약 그렇다면 자신이 비만하여 당신의 자녀가 비만해진다면 어떻겠는가?

최근 들어 비만 유전자에 대한 연구가 활발히 진행되고 있지만, 단순히 확률적으로 놓고 볼 때 부모가 비만하면 자녀 역시 비만해질 가능성이 높다. 굳이 유전의 가능성을 따지지 않더라도 부모를 비만하게 만든 생활습관을 자녀들이 그대로 따라 배우기 때문이다.

밤늦게 귀가하면서 먹을 것을 잔뜩 사들고 들어가는 자상한 아빠들, 심지어 자는 아이를 깨워서까지 먹을 것을 건네는 아빠들은 자신의 그런 행동이 어떤 결과로 이어질지 심각하게 고려해야 한다.

최근에는 대중 매체와 서양식 기준의 영향으로 청소년들이 마른 체형을 선호하고 있다. 서울시 청소년들을 대상으로 한 설문 조사에 의하면, 남학생의 경우 표준 체형에서 키는 7cm, 체중은 4kg 정도가 많기를 바란다고 한다. 반면 여학생의 경우 키는 10cm 크고 체중은 6kg이 줄어들기를 바라고 있다.

저체중의 경우 체지방뿐만 아니라 근육의 양도 적어져 근력이 약해질 수 있고, 골다공증과 자세 이상, 면역력 약화, 관절 손상, 그 밖에 각종 심리적·사회적 문제를 일으킬 수 있다. 비만한 경우에도 여러 가지 성인병이 조기에 나타날 수 있다. 변비나 수면 무호흡증 같은 건강상의 문제, 심리적·사회적 문제가 발생할 수 있다. 따라서 건강한 정신과 적당한 체중을 유지하는 것은 어린이나 청소년에게도 어른 못지않게 중요한 문제이다.

20여 년 전만 해도 소아 비만 유병률이 남녀 모두 5% 미만에 머물러 있었지만, 1996년에 이미 남아 19.7%, 여아 15.2%로 그 비율이 크게 증가했다. 비정상적으로 뚱뚱한 아이들이 20년 전보다 세 배 이상 많아졌다는 것인데, 여아보다는 남아가, 중·고등학교 학생보다 초등학교 학생들에게서 소아 비만 유병률이 더 높게 나타난다.

대개 비만의 유형을 원인 질환이 밝혀지지 않은 단순성 비만과 원인 질환이 드러난 증후성 비만으로 나눈다. 이 기준에 의하면 소아 비만은 99% 이상 단순성 비만에 속한다.

단순성 비만의 원인은 다시 유전적 요인과 환경적 요인으로 나눌 수 있는데, 개인마다 비만해지는 기전은 아주 다양하고 여러 요인들이 서로 상호작용을 주고받는 것으로 알려져 있다.

유전적인 요인을 살펴보면, 부모가 모두 비만할 때 자녀의 70~80%가 비만이다. 부모 가운데 한쪽만 비만이면 50%, 둘 다 비만하지 않은 부모의 자녀가 비만해질 확률은 9% 이하라는 통계가 있다.

소아 비만은 나이가 들면서 자연스럽게 성인 비만으로 넘어가는 경우가 많다. 그뿐만 아니라 고지혈증과 간 기능 이상 및 지방간, 고혈압, 당뇨병, 심인성 정신 장애 등 예전에는 성인병으로 간주되던 질병에 시달리는 아이들이 점점 많아지고 있다.

유전이든 아니든, 소아 비만은 전적으로 부모의 책임이라 해도 과언이 아니다. 아직 나이도 어린 아이들이 고혈압이나 당뇨병 등으로 고통받는 것은 매우 안타까운 일이다. 이제 배 나온 아빠들은 본인 자신을 위해서가 아니라 자녀에게 비만을 물려주지 않기 위해서라도 특단의 조치를 취해야 한다.

불룩한 뱃살은
늙지 않은 복권이다

內 臟
肥 滿

"옛날에는 말이야⋯⋯"로 시작되는 할아버지 할머니들의 회고에 의하면, 불과 7, 80년 전만 해도 사람들은 지금보다 훨씬 나은 조건 속에서 삶을 영위할 수 있었다. 공기는 맑고, 물은 시냇물을 그냥 먹어도 좋을 만큼 깨끗했으며, 산성비니 발암 물질이니 다이옥신이니 하는 온갖 유해 물질들도 지금보다 훨씬 적었을 것이다.

그럼에도 그때와 지금의 평균 수명은 적어도 20년 이상 차이가 난다. 2020년을 기준으로 한국 남성의 평균 수명은 80.5세, 여성은 86.5세로 2010년보다 3~4세 정도 늘어났다. 이 같은 추세는 좀 더 오래 전으로 거슬러 올라가 보면 더욱 뚜렷하게 드러난다.

인류 역사상 가장 화려한 문화를 꽃 피운 시대 가운데 하나로 꼽히는 로마 시대만 해도 인간의 평균 수명은 30세에 지나지 않았으며, 17세기 중반에 이르러서야 겨우 5세가 늘어났다. 그러나 그로부터 다시 평균 수명이 5세 늘어나는 데는 채 200년이 걸리지 않았으며, 19세기 전반이 되자 드디어 40세의 벽을 돌파하게 된다. 그러던 것이 20세기에 접어들면서부터 비약적으로 늘어나기 시작하여 불과 100년 사이에 30세 가량 평균 수명이 늘어난 것이다.

어떤가? 로마 시대에 태어나지 않고 21세기의 대한민국에서 태어난 것이 다행이지 않은가?

물론 위의 숫자를 액면 그대로 받아들일 필요는 없다. 평균 수명이 이렇게 늘어난 이유는 위생 상태의 향상과 의료 기술의 발전에 힘입은 바 크다. 그러나 중요한 변수 가운데 하나는 영·유아 사망률이 크게 줄었다는 점이다. 학창 시절 어느 반에 유난히 공부를 못하는 아이들 몇 명이 학급 평균을 왕창 깎아먹듯이, 유아 사망률은 전체적인 평균 수명에 적지 않은 영향을 미친다.

또한 의료 기술의 발전이 인간의 평균 수명을 늘렸다고 하지만, 오늘날 세상의 거의 모든 종합병원에 마련된 중환자실에서 겨우 목숨만 부지하는 환자들을 보면 단순한 육체적인 수명의 연장이라는 것이 무엇을 의미하는지 다시 한번 생각해야 한다.

학자마다 근거가 다르고 추정치에 약간은 차이 나지만, 대체로 각종 질병이나 사고를 배제할 경우 인간의 잠재 수명은 150세에서 200세가량으로 보는 것이 일반적이다. 심지어는 무려 5,000년 이상의 수명을 자랑하는 '히코리 소나무'의 사례에 견주어 인간의 수명 역시 무한대로 늘어날 수 있다는 극단적인 주장을 펼치는 학자도 있다.

옛날에는 고혈압이나 당뇨병 등과 같은 대사성 질병을 '노인병'이라고 불렀다. 그런데 그런 질병이 반드시 노인에게서만 나타나는 것이 아니라 중년층까지 내려오자 언제부터인지 '성인병'이라는 용어가 생겨났다. 그러다가 요즘에는 아예 나이를 배제한 '생활습관병'이라는 용어가 더 적절하다는 주장이 나오고 있다.[1]

물론 인간의 평균 수명이 늘어나는 것은 반가운 일이지만, 그것이 반드시 개체로서 나 자신의 최저 수명을 보장하지는 않는다. 대한민국 남자들의 평균 수명이 80세라고 해서 반드시 나도 최소한 80세까지 살 수 있다는 의미는 아니라는 말이다.

가늘고 길게 살 것이냐, 굵고 짧게 살 것이냐에 대한 입장은

---

1   최근 생활습관의학(Life Style Medicine)이 주목받고 있다. 개인의 생활방식, 생활습관이 질병 특히 만성 질환의 원인이 되므로 기존의 치료법과 함께 생활습관을 개선하여야 건강해진다는 이론을 가진 다학제적 학문이다. 후성 유전학의 발전과 함께 과학적 증명 논문이 많이 나오고 있다.

사람마다 다를 것이다. 그러나 이왕 이 땅에 태어나서 일정한 수명을 누려야 한다면, 살아 있는 동안이라도 가능한 한 젊고 건강하게 사는 것이 좋다는 사실은 누구도 부정할 수 없다.

문제는 그 같은 젊음과 건강을 유지하기 위해 우리 각자가 어느 정도의 노력을 기울이고 있느냐는 것이다. 많은 사람이 '인생 역전'을 노리며 복권을 산다. 당첨 확률이 수백만분의 1밖에 안 된다는 사실을 잘 알면서도, 나라고 그런 행운의 주인공이 되지 말라는 법은 없다는 믿음에는 변함이 없다. 반대로 예기치 않은 불행에 대해서는 그 확률이 복권에 당첨될 확률보다 수백 배, 수천 배나 높음에도 불구하고 '설마 내가……' 하는 믿음으로 가벼이 넘겨 버린다.

배가 나온 사람은 그렇지 않은 사람에 비해 당뇨병을 앓을 확률이 5배, 고혈압은 3.5배, 담석증은 3배, 통풍은 2.5배, 심장병은 2배 등, 심각한 질병으로 이어질 가능성이 훨씬 크다는 사실을 아무리 강조해도 꿈쩍도 하지 않다가, 정작 병에 걸리고 나서야 '왜 하필 나에게……'를 부르짖어 봐야 아무 소용이 없다.

세상의 모든 일에는 원인과 결과가 있다. 때로 아무리 생각해도 인과 관계를 찾을 수 없는 사건이 발생하여 우리를 당혹스럽게 만들기도 한다. 예를 들어 평생 동안 담배를 입에 달고 살아온 골초 애연가는 멀쩡한데, 평생 담배 한번 피워본 적 없는 사람이 폐암으로 쓰러지기도 한다. 하지만 원인과 결과의 관계가 우리 눈에 발견되지 않는다고 해서 아무런 인과 관계가 없다고 말할 수는 없다.

마찬가지로 배가 나왔다면 반드시 그에 따르는 원인이 있다. 뱃살을 빼고 싶으면 먼저 배가 나온 원인부터 알아야 한다. 그저 막연하게 굶으면 빠지겠지, 운동을 하면 들어가겠지, 하는 안이한 생각으로 대처하기에는 그 대가가 너무 크다.

어떻게 하면 원인을 알 수 있을까? 가장 좋은 방법은 자신의 배한테 직접 물어보는 것이다. 마치 아기를 가진 산모가 태교를 하듯, 자신의 불룩한 배를 어루만지며 내상들한테 말을 걸어 보라. 불만이 뭔지, 문제가 뭔지, 어떻게 하면 너희를 도울 수 있는지…….

뱃살이 빠지면 수십억짜리 복권에 당첨되는 것보다 더욱 확실하고 극적인 '인생 역전'이 이루어진다.

장과 뇌의 축
(Gut-Brain-axis)

內 臟
肥 滿

원핵생물은 세포막 안에 작은 주머니가 있어서 그 안에 외부로부터 받아들인 영양물질을 담아두는데 이 생물에게는 이 작은 주머니가 '장'의 역할을 한다고 볼 수 있다.

장구한 세월이 흐르면서 생명체는 점점 더 복잡해졌다. 이에 따라 장의 기능 역시 점점 더 발달하고 분화되어 그 기능을 분담하는 기관들도 생겨났다. 두뇌, 간, 신장, 폐 등 우리가 알고 있는 동물의 내부 기관들은 모두 최초의 생물이 가지고 있었던 장에서 분화된 것이다.

따라서 우리가 인체의 구조와 기능을 제대로 이해하려면, 장을 중심으로 출발해야 한다. 그리고 인체의 기관들을 각각 별개로 분리해 볼 게 아니라, 그 기관이 장과 어떻게 관련되어 역할을 나누어 갖는지 살펴봐야 한다.

21세기 면역학을 비롯한 모든 건강 관련 담론은 점점 더 '장'의 중요성에 초점을 맞추고 있다. 이 중에서도 21세기 의학이 점점 더 집중하고 있는 부분은 장과 뇌의 협력관계다. 그 구조를 '장-뇌 축(gut-brain axis)'이라고 한다. 장-뇌 축은 위장관(gut)과 중추신경계(CNS) 사이에서 일어나는 양방 향의 생화학 신호다.

좀 더 폭넓게 정의하면 장-뇌 축에는 이 축이 포착한 정보에 따라 체내의 반응을 유도하는 호르몬을 생성하는 구조인 시상하부-뇌하수체-부신피질 축(hypothalamus-pituitary-adrenal axis, HPA)을 비롯하여 장-뇌 축의 활동을 이어받아 해독과 영양 섭취 활동을 보완해주는 장-간-신 축(gut-liver-kidney axis)도 포함된다.

장-뇌 축의 활동은 크게 보면 외부환경에서 오는 자극에 대한 반응이다. 즉, 장-뇌 축은 장과 뇌가 협력하여 외부환경의 변화를 감지한 뒤, 우리 몸 안의 평형을 유지하기 위한 최선의 방책을 판단하고, 이에 맞게 행동하도록 온몸에 반응을 불러일으키는 활동이 일어나는 인 것이다.

외부환경에서 생성되어 우리 몸에 들어와 작용하는 중요한 요인 중 하나인 음식물을 예로 생각해보자. 우선 음식에 몸에 꼭 필요한 좋은 영양소가 많이 들어 있고 유해성분은 있더라도 아주 미미한 경우, 장은 소화·흡수해 처리할 뿐 아니라 뇌로 신호를 보내서 자율신경계가 부교감신경 상태로 전환되도록 한다. 뇌는 동시에 식욕 중추에 지시해서 이 음식이 아주 맛있다고 느껴지도록 한다. 그러면 우리는 맛있는 음식을 먹어서 기분 좋아진 상태가 될 뿐 아니라, 다음에도 이런 음식을 먹어야지 하고 기억하게 된다. 이런 상태에서는 장내 미생물도 활성화되어 웬만한 유해요인은 충분히 자체적으로 해소한다.

그런데 음식물에 아주 심각한 유해요인이 있다고 하자. 그것을 처리하는 데 많은 무리가 생기기 때문에 다시는 이런 독성이 든 음식물을 먹어선 안 된다고 장이 판단한 경우에는 그 정보를 뇌로 보내서 뇌가 식욕 중추에 신호를 보내 느끼한 맛이 주는 불쾌한 감정이 유발되게 하거나 심한 경우 구토하게 한다. 또한, 처리된 정보를 장에 보내 장 점막 면역시스템(enteric nervous system, ENS)에서 적정한 선에서 설사를 하게 한다.

이 모든 과정에 호르몬, 효소, 기타 체내 분비물과 세포 간 소통 체계가 복잡하고 효율적으로 움직여가며 신속하게 일을 처리한다. 그리고 영양분이나 유해요인 등 물리적·화학적으로 인지 가능한 요인 외에도 과거의 기억이나 당시의 상황 등에 의해 유발되는 심리적인 체험도 똑같이 중요한 요인으로 작용한다. 어떤 음식을 아주 맛있게 먹다가도 "잠깐만, 근데 누가 이런 음식에 식품첨가물이 많이 들어간다고 하던데?" 하는 의심이 드는 순간, 혹은 같이 음식을 먹던 사람이 기분 나쁜 언동을 해서 식사 분위기가 망쳐졌을 경우, 갑자기 배가 싸르르 아프면서 화장실로 달려가는 경험은 누구나 해봤을 것이다.

이처럼 우리 몸을 건강하게 지키기 위한 노력은 장을 중심으로 24시간 365일 놀랍도록 효율적으로 진행되고 있다. 그런데 이 구조가 원활하게 돌아가려면 무엇보다 이 구조의 중심인 장이 건강해야 한다는 것은 두말할 필요도 없다. 그리고 장의 건강은 장 안에 사는 미생물이 건강하고 활기 있게 살아가고 있는가와 직결된다는 것을 기억하자.

장-뇌 축의 구조

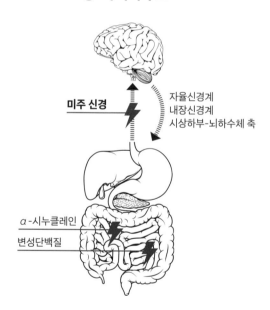

미주 신경

자율신경계
내장신경계
시상하부-뇌하수체 축

α-시누클레인
변성단백질

장-뇌 축의 영향 요인

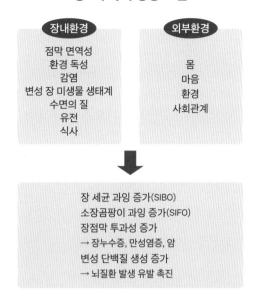

신경계에 대한 작용

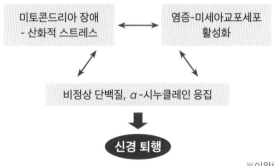

※이왕림 제작, 2024

미국 터프츠 의과대학의 아나스타샤 페트라(Anastasia Petra) 박
사 팀의 연구에 따르면, 장내 미생물 생태계의 변화로 인해 장-

뇌 축이 제대로 작동하지 않으면 다양한 건강 이상이 발생할 수 있다고 한다. 음식물 섭취, 약물 복용 또는 질병으로 인해 장내 미생물 구성이 변화하면 장과 뇌를 순환하는 면역 단백질인 사이토카인 분비에 영향을 주어 궁극적으로는 뇌 기능에 영향을 미칠 수 있다. 또한, 장내 미생물은 장의 상태에 대한 정보를 뇌로 전달하는 미주신경을 직접 활성화하는 물질을 방출하기도 하는데, 장내 미생물 활동이 둔화하면 장-뇌 축의 소통 지체가 원활할 수 없다.

만병의 원인이라고 하는 스트레스 역시 장내 미생물 건강에 직접적인 영향을 미쳐, 장-뇌 축의 활동을 저해한다. 강한 스트레스를 받거나, 약한 것이라도 지속해서 받게 되면 시상하부-뇌하수체-부신 축이 과민 반응을 일으키기 쉬운 상태가 되어 장내 미생물 생태계와 장 상피에 변화를 일으키고, 그 결과 전신 및 정신의 건강에 부정적인 영향을 미칠 수 있다.[2]

장-뇌 축의 활동 및 이에 관련된 장내 미생물의 역할은 다발성 경화증과 같은 자가 면역 질환에서 특히 주목받고 있다. 일련의 자가 면역 질환은 장내 미생물의 발효 활동 둔화로 잘 소화되지 않고 남아 있는 식이섬유 및 전분에 의해 촉발되는 것으로 확인된다.[3]

---

2   Petra, AI; et al. (May 2015). "Gut-Microbiota-Brain Axis and Its Effect on Neuropsychiatric Disorders With Suspected Immune Dysregulation". Clinical Therapeutics. 37 (5): 984–

장, 특히 소장과 대장 안에 사는 미생물은 위에서 소화되지 않고 내려온 음식물 속 식이섬유와 전분을 발효시켜서 소화 흡수되기 쉬운 상태로 만드는데, 이 과정에서 유산(lactic acid), 프로피온산, 부티르산, 아세트산 같은 단쇄 지방산(short chain fatty acids, SCFA)이 생성된다.

이 중에서도 가장 많은 임무를 수행하는 것으로 밝혀져 주목받는 물질이 부티레이트(butylate)다. 이 물질은 에너지 소비를 늘려서 식이에 의한 비만을 예방한다.[4]

또한, 항염증·항암 작용도 하는 것으로 밝혀졌다. 과민성장증후군 혹은 장 누수 증후군 환자들은 당연히 장내 미생물의 활동 수준이 낮아서 부티레이트 생산이 원활하지 않다. 이 경우 점막의 손상과 염증이 관찰되며, 아토피성 피부염도 발생하기 쉽다.[5]

또한, 부티레이트는 대장에서의 암의 발생을 낮출 가능성이 있는 것으로도 확인되고 있다. 쥐를 대상으로 실험한 결과 부티

3   Parodi, Benedetta et al. (2021-09-21). "The Gut-Brain Axis in Multiple Sclerosis. Is Its Dysfunction a Pathological Trigger or a Consequence of the Disease?". Frontiers in Immunology. 12: 718220. doi:10.3389/fimmu.2021.718220. ISSN 1664-3224. PMC 8490747. PMID 34621267.

4   Jia, Yimin et al. (Feb. 2017). "Butyrate stimulates adipose lipolysis and mitochondrial oxidative phosphorylation through histone hyperacetylation-associated $\beta 3$ -adrenergic receptor activation in high-fat diet-induced obese mice". Experimental Physiology. 1;102(2):273-281. doi: 10.1113/EP086114. PMID: 28028849 DOI: 10.1113/EP086114

5   Offermanns S, Schwaninger M (2015). "Nutritional or pharmacological activation of HCA(2) ameliorates neuro inflammation". Trends Mol Med. 21 (4): 245–255. doi:10.1016/j.molmed.2015.02.002. PMID 25766751.

레이트가 숙면(non-rapid-eye-movement sleep, NREMS) 상태를 50% 이상 더 유도하여 수면의 질을 높이는 것으로도 보인다.[6]

이처럼 장에 존재하는 세균들이 뇌에 영향을 주고 행동이나 분위기, 에너지 대사까지 조절할 수 있다. 관련해서 가장 널리 알려진 고전적인 예는 세로토닌의 작용에 관한 것이다. 세로토닌은 수면, 체온조절, 학습, 기억, 고통, 사회적 행동, 성관계, 수유, 동작 활동, 바이오 리듬 등 다양한 생리적 과정에 관여하는 호르몬이며, 이 호르몬이 충분히 만들어질 때는 사람들이 행복감을 느끼기 때문에 '행복 호르몬'이라는 별명도 붙어 있다.

그런데 이 호르몬을 만들어내는 것이 장 점막이라는 사실은 의외로 잘 알려지지 않았다. 장벽 분비세포의 일종인 엔테로크로마핀 세로가 체내에서 활동하는 세로토닌의 95% 이상을 만들어 공급한다. 이 활동이 제대로 이루어지지 않으면 당연히 우울증에 걸릴 것이다. 장-뇌 축 연구의 선구자로 꼽히는 미국 컬럼비아 대학교 마이클 거숀(Michael D. Gershon) 교수는 1998년에 이미 그의 책 『제2의 뇌』에서 "우울증으로 진단받은 사람들은 정상인보다 비피도박테리움과 락토바실러스균이 부족하다는 등, 장내 미생물 층의 다양성 부족이 부족하다"라고 설파하

6   Chen, Jiezhong et al. (2019). "Effects of Intestinal Microbial-Elaborated Butyrate on Oncogenic Signaling Pathways" (pdf). Nutrients. 11 (5): 1026. doi:10.3390/nu11051026. PMC 6566851. PMID 31067776. S2CID 148568580.

고 있다.

요컨대 장내 미생물 상태가 편안하지 않으면 그것은 바로 뇌의 기능에도 영향을 미쳐 자폐증, 우울증, 불안장애 등을 일으킨다는 점은 이미 의학계에서는 상식적으로 통용되는 사실이다. 이에 이어서 파킨슨병, 알츠하이머병, 치매 등도 장내 미생물 활동 둔화로 장-뇌 축 기능이 원활하게 이루어지지 못해 일어나는 것이라는 사실을 밝히는 연구가 줄을 잇고 있다.

이같이 장-뇌 축이라는 구조를 통해 우리의 몸과 마음의 진정한 웰빙(well-being)에 총체적으로 관여하고 장내 미생물의 중요성은 아무리 강조해도 모자라다. 장내 미생물의 상태는 식생활, 기타 라이프 스타일, 유해균의 감염 여부, 태어났을 때 노출되는 환경 등의 외부적 요인, 유전, 대사 상태, 면역상태, 호르몬 등 내적 요인에 의해 결정된다. 그리고 그에 따라 신체 내 염증 상태나 혈관 상태, 인지 기능 상태, 기분 상태 등 모든 것이 다 좌우된다.

미토콘드리아와 장의 건강
(Gut-Mitochondria nexus)

內 臟
肥 滿

최근 현대인의 심각한 문젯거리로 꼽히는 다양한 질병에 '미토콘드리아(mitochondria)'라는 존재가 깊이 관여해 있다는 의학 연구가 계속 보고되면서 이 생소한 이름이 21세기 건강 담론에서 핵심적인 키워드로 부상하고 있다. 심혈관 질환, 퇴행성 신경질환, 당뇨병, 대사증후군 등 나이가 충분히 든 성인에게서 나타나는 질병은 물론 어린아이에게 나타나는 근육 쇠약 및 통증, 재발성 두통, 청력 상실, 식욕 상실, 심지어 틱 장애 등 다양한 이상 증상이 미토콘드리아 기능 이상과 밀접한 관련이 있다는 것이다.

도대체 미토콘드리아란 무엇이며, 어떻게 우리의 삶과 관련되어 있을까? 좀 더 구체적으로 장을 건강하게 관리한다는 이 책의 취지와 어떤 연관성이 있을까?

미토콘드리아 및 동물 세포 구조

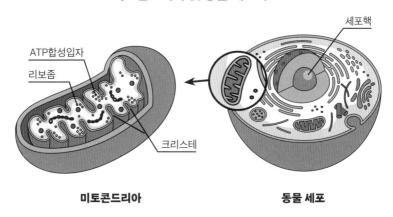

※이왕림 제작, 2024

미토콘드리아는 세포 안에서 산소를 이용해서 에너지를 만드는 소기관(小器官)이다. 핵막이 있는 핵과 소기관을 가진 세포로 구성된 모든 생명체(진핵생물)의 세포에 들어 있다. 진핵생물에는 동물, 식물, 곰팡이류, 조류 등 다양한 생물이 포함된다.

하지만 소기관, 즉 작은 기관이라고 하는 것은 미토콘드리아를 품고 있는 생물의 관점이다. 사실 미토콘드리아는 그 자체로서 하나의 생명체다. 어떤 생물의 신체에서 분화된 기관, 예를 들면 인간의 경우 장이나 뇌와 같이 신체 구조의 일부가 아니라 그 자체가 별개의 생존을 이어가는 생물이라는 얘기다.

약 20억 년 전, 지구 표면이 충분히 식어서 원시 생명체들이 폭발적으로 증식할 때 미토콘드리아라는 미생물이 다른 원시 미생물과 통합되기 시작한 것으로 보인다. 이렇게 미토콘드리아를 품은 생물은 빠른 속도로 증식하며 복잡한 구조로 발달하기 시작했다. 왜냐하면, 미토콘드리아는 탄수화물을 산화시켜 세포가 쓸 수 있는 에너지를 만드는데 그 효율성이 미토콘드리아를 품지 않은 생물보다 수십 배 이상 뛰어나기 때문이다. 말하자면 미토콘드리아와 결합한 생명체, 즉 인간을 포함한 진핵생물이라고 불리는 생명체는 혁신적인 성능을 자랑하는 발전소를 장착한 셈이다.

인체에 포함된 미토콘드리아의 수는 일정하지 않다. 에너지가 많이 쓰이는 곳과 쓰여야 할 곳에는 미토콘드리아가 빠르게 증식하기도 하고 다른 곳으로부터 모여들기도 한다. 또 그렇게 많은 에너지를 쓸 필요가 없어지면 미토콘드리아가 다른 곳으로 이동하기도 하고 쇠약해져서 분해되기도 한다.

미토콘드리아는 생명 현상의 모든 부분, 모든 대사 과정에 필수적으로 깊이 관여하고 있다. 영양소와 산소를 결합해 에너지를 만드는데 우리 몸에는 에너지 없이 일어날 수 있는 일은 없기 때문이다. 이렇게 산소를 써서 에너지를 만드는 과정에서 필연적으로 활성산소가 발생하며, 그로 인해 미토콘드리아를 비롯한 세포들이 손상을 입는다. 감염에 대한 몸의 면역반응에서부터 과한 운동으로 인한 산소 사용 과잉으로 세포가 병들고 노화가 일어나는 것이다. 결국은 활성산소를 과잉 유발하는 잘못된 생활습관과 나쁜 환경질 전체가 미토콘드리아 기능 장애를 유발한다.

임상과 실험을 통해 의과학적으로 확인된 미토콘드리아 기능 이상과 관련된 질병은 그야말로 폭넓고 다양하다. 미국 국립보건원(National Institute of Health, NIH) 산하 국립 신경장애·발작 연구소(NINDS)가 종합한 바에 따르면, 미토콘드리아는 신체의 모든 세포에 들어 있는 에너지 생성기관인 만큼, 그 기능 장애는 다양한 유형의 질병으로 나타날 수 있으며, 뇌, 근육, 신장, 심장, 눈, 귀 등 여러 부위에 영향을 미칠 수 있다.[7]

근육과 신경 세포는 특히 에너지가 많이 필요하기에 근육 및 신경학적 문제는 미토콘드리아 장애의 일반적인 특징이다. 시력장애, 청력 상실, 비정상적인 심장 박동(심장 부정맥), 당뇨병, 성장장애 등도 있다.[8]

주로 근육 문제를 일으키는 미토콘드리아 장애를 미토콘드리아 근병증(mitochondrial myopathy)이라고 하며, 증상에는 근육

---

7   미국 국립보건원(NIH) 홈페이지
8   위 홈페이지 참고

피로, 근력 약화, 운동 불내성 등이 포함된다. 근육과 신경 문제를 모두 일으키는 장애를 미토콘드리아 뇌병증(mitochondrial encephalomyopathy)이라고 하며, 증상에는 시력 감퇴 및 상실, 언어장애, 편두통과 발작 등이 있다.[9]

마드리드 유럽 대학의 빈첸테 클레멘테-수아레즈 교수팀은 알츠하이머병, 파킨슨병, 헌팅턴병, 근위축성 측삭 경화증을 포함한 다양한 신경 퇴행성 질환이 미토콘드리아의 DNA에서 나타나는 돌연변이로 인한 것으로 확인했고, 미토콘드리아 기능 유지가 신경세포 건강에 얼마나 중요한지를 강조했다. 또한 우울증, 양극성 장애 및 조현병 등 다양한 정신적 이상증세 역시 미토콘드리아 기능, 장 및 신경 전달 물질 시스템의 조절 장애와 관련되어 있음을 밝혔다.[10]

그 밖에도 당뇨[11], 심혈관계 질환[12], 심지어 암[13]에 이르기까지 미토콘드리아 기능 이상으로 인해 생길 수 있는 질병과 장애에

---

9 위 홈페이지 참고

10 Clemente-Suárez, V. J. et al. "Mitochondria and Brain Disease: A Comprehensive Review of Pathological Mechanisms and Therapeutic Opportunities", Biomedicines. 2023 Sep; 11(9): 2488.

11 Maassen J. Antonie et al. "Mitochondrial Diabetes: Molecular Mechanisms and Clinical Presentation", FEBRUARY 01 2004

12 Forte, Maurizio et al. "The role of mitochondrial dynamics in cardiovascular diseases", Journal of British Pharmacological Society, 15 April 2020 https://doi.org/10.1111/bph.15068Citations: 121

13 Seyfried, Thomas N. "Cancer as a mitochondrial metabolic disease", Front Cell Developmen Biology, published online 2015 Jul 7.

대한 연구가 속속 발표되고 있다. 현대인들을 괴롭히는 질병들은 전부 미토콘드리아 기능 이상과 관련 있다고 해도 과언이 아니다.

그 치료법 역시 다양하게 제시되고 있다. 가장 고전적인 방법이 항산화제 처방인데, 이것은 내가 1992년 병원 개업의로서 첫발을 디디면서 고혈압과 고지혈증 환자에게 혈압조절제로서 처방하고 그 효과를 확인한 바 있다. 보조 효소인 코엔자임(co-enzyme) '큐텐(유비퀴논)'이 처방의 핵심으로 심장, 근육, 혈관의 미토콘드리아를 활성화시키는 것이다.

그 밖에도 미토콘드리아 보호제, 에너지 대사를 회복시켜주는 대사조절제 등의 효과가 임상적으로 확인되고 있으며, 최근에는 유전자 치료의 발전으로 뇌 질환에서 미토콘드리아 기능을 회복할 수 있는 흥미로운 가능성이 열리고 있다.

이 책에서 특히 강조하고 싶은 것은 '장' 건강과 관련된 부분이다. 가장 최근의 연구를 중심으로 요약하자면, 최근 문헌은 미토콘드리아-장 미생물총 연결이 양방향(two-way)이며, 활성산소(ROS)와 대사산물의 상호작용에 기반을 둔 것이다.[14]

스페인 카탈로냐 대학의 건강과학부 앨리슨 클라크 교수는 근육운동을 격하게 한다거나 하여 미토콘드리아가 과로할 때

---

14 Ballard, J. W. O. et al. "Mitochondria, the gut microbiome and ROS", Cell Signal. 2020 Nov:75:109737.

미토콘드리아와 장내 미생물 사이의 신호 소통이 더 많이 발생한다는 사실을 밝혔다.[15] 그 밖에도 실험과 임상을 통해 미토콘드리아의 기능과 장 건강 사이의 긴밀한 관계는 점점 더 보고되고 있다.

즉 우리의 건강을 지키는 일은 미토콘드리아의 건강을 지키는 일이다. 이 책을 통해 분명히 이해할 수 있었듯이, 체내 독성을 해독하는 데 가장 중심적인 역할을 하는 것이 장내 미생물이다. 그러므로 장내 미생물 활동이 원활하면 체내의 독성 수준이 낮아져서 미토콘드리아가 활발하게 활동하게 되고, 그러면 장내 미생물에게 충분한 에너지가 공급되어 활력 넘치는 삶을 살게되는 장-미토콘드리아 넥서스(연계)가 완성된다.

대사증후군의 치료와 예방에 있어 미토콘드리아 대사의 효율성을 올리고 내장지방을 줄여야 한다는 게 공식이다. 미토콘드리아가 만들어내는 에너지와 식사 그리고 운동의 양이 곧 대사의 균형을 잡아주어 내장비만을 줄이고 건강한 장수를 가능하게 해주는 것이다.

여기에는 신체적인 요인뿐 아니라 심리적인 요인도 크게 작용한다. 우리 몸은 유기체이므로 생각도 몸을 지배한다. 마음의 여유, 기분 상태 여하에 따라 활성산소가 생겨나기도 하고, 정신

---

15 Clark, A & Mach, N. "The crosstalk between the gut microbiota and mitochondria during exercise". Front Physiology. 2017;8:319

의 풍요로움이 활성산소를 줄여 미토콘드리아 수를 늘려 주기도 한다. 또 미토콘드리아의 건강한 상태를 회복·유지하여 질적으로도 뛰어난 미토콘드리아를 확보할 수 있다.

이처럼 미토콘드리아의 건강에 기반을 두어 건강한 장수를 누리려면, 몸(body)·마음·(mind)·환경(environment)·사회(society)관계에서 통합적인 접근을 해야 한다. 이것이 내가 그동안 추구해 왔던 '전인 건강(hollistic health)'의 핵심이다.

4장

일주일
해독 작전으로
내장비만에서 해방되자

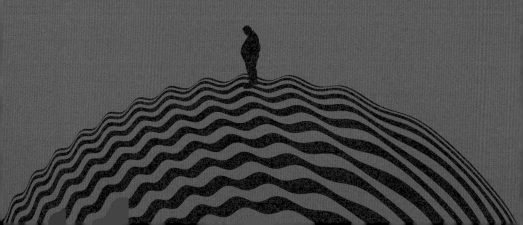

일주일 해독 작전
'포물선 다이어트'

內 臟
肥 滿

과학자들은 인간의 위벽이 약 5일마다 새롭게 교체된다는 사실을 밝혀냈다. 또한 피부가 새롭게 만들어지는 데는 약 한 달, 간장도 새롭게 바뀌려면 약 6주가 걸린다. 그리고 몇 달 이내에 신체의 골격을 구성하는 칼슘과 인 결정체 대부분이 바뀐다는 사실도 알아냈다. 매년 인간 신체의 원자 중 98% 이상은 새롭게 바뀌고 있다. 그래서 디팩 초프라는 3년 전에 몸의 일부였던 원자는 현재의 몸에서 찾아보기 힘들다고 했다.

몸의 구조조정을 위한 프로그램을 일주일 단위로 짠 이유는 이 때문이다. 지금껏 당연하게 여기며 살아왔던 시공간과의 단

절을 위해서는 일주일은 결코 짧은 시간이 아니다. 일주일 동안 이 작전을 감행한다면 몸이 바뀌는 것을 체험할 것이다. 자, 이제 새롭게 구성될 내 몸을 위한 프로그램을 살펴보자. 몸의 균형을 조율하고 해독하는 식사 관리법으로 7일간의 식사량을 포물선을 그리게끔 조정하는 것이 포인트다.

포물선 다이어트 : 일주일 식사 관리

단위: kcal

1일째	2일째	3일째	4일째	5일째	6일째	7일째
단식	절식	소식	일반식	일반식	소식	절식 or 단식
초저열량 200~400	저열량 600~800	유동식 위주 800~1000	자연식 위주 1200~1500	자연식 위주 1200~1500	유동식 위주 800~1000	초~저열량 200~800

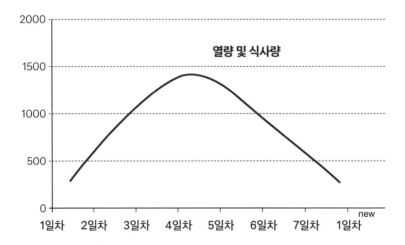

1일차는 장을 비우는 날로 단식을 한다. 이날은 하루에 2~3L의 물이나 이온 음료를 마신다. 물을 마실 때는 미네랄이 풍부한 천일염을 물 1L당 9~10g 정도 녹여 마시면 좋다.

2일차에는 절식을 한다. 전날 진행한 단식으로 인해 미네랄 불균형이 발생했을지 모른다. 혈압의 저하, 또는 무기력과 체내 단백질 손실이 일어난 상태일 수 있으니 필수 영양소를 취하도록 한다. 영양 대용식, 설탕을 넣지 않은 제철 과일 주스, 스프 또는 분말 형태의 조율식이나 생식을 물에 섞어 섭취하면 좋다.

3일차는 소식을 한다. 위에 부담이 가지 않도록 죽 또는 유동식을 먹는다.

4, 5일차에는 일반식을 먹는다. 평상시에 먹는 식사의 양대로 먹되, 자연식 위주로 먹기를 추천한다. 혹 1200kcal의 식단이 궁금하다면 아래 표를 참고한다.

1200kcal 참고 식단

아침식사	점심식사	저녁식사	간식
잡곡밥 2/3공기 콩나물국 1그릇 갈치 조림 1토막 취나물 도라지 생채 김치	밥 2/3공기 된장국 1그릇 두부 조림 1/5모 시금치 나물 무생채 김치	콩밥 2/3공기 미역국 1그릇 불고기 반 접시 버섯 무침 오이 생채 김치	사과 1/2개 저지방 우유 1잔

6일차에는 3일차 때와 마찬가지로 소식을 한다. 그리고 7일차에는 절식을 하되 컨디션에 따라 단식을 진행해도 좋다.

이 프로그램은 단식 → 절식 → 소식 → 일반식 → 일반식 → 소식 → 절식(또는 단식)의 사이클을 포물선 모양으로 취한다. 열량을 깐깐히 체크하기보다 몸의 변화를 관찰하면서 몸의 균형을 조율해 나가는 것이 중요하다. 또한 열량 소비 속도와 몸의 회복 속도, 그리고 기초 대사량과 활동 대사량의 증감에 따라 일반식 섭취 시 열량은 조정이 가능하다. 열량보다 더 중요한 것이 무엇을 먹느냐이다. 가능하다면 탄수화물은 적게, 식이섬유는 많이, 지방과 단백질 위주의 식단을 짜서 먹는 것을 추천한다.

감량 목표를 세운다면 최소 3개월 이상 기간에 체중의 5%로 정하는 것이 좋다. 고도비만이라 해도 일주일에 0.5~1kg 정도만 감량해야 요요 현상이 생기지 않는다. 단, 이 프로그램은 어린이, 성장기 청소년, 임산부에게는 추천하지 않는다.

이 프로그램은 식단 관리 외에도 식사, 영양, 운동, 호흡 등 다양한 요법들이 병행되어야 한다. 요약하면 다음과 같으며, 다음 장에서 차례차례 자세히 안내하겠다. 가장 먼저 장과 간의 건강에 도움이 되는 식사 요법을 소개하겠다.

포물선 다이어트 : 기타 요법

영양 요법	필수적인 영양의 균형을 잡아 주기 위해 전문가의 처방으로 특수 영양식품을 섭취한다.
속보 요법	매일 40분 이상 빨리 걷기 → 배에 힘주고 걷기 → 복식 호흡하면서 걷기
짬짬이 운동 요법	아침 기상부터 저녁 잠자리에 들기 전까지 짬짬이 운동을 시행한다.
명상/호흡 요법	활동 중 숨을 돌릴 때는 의도적으로 복식 호흡을 하고 잠자리에 앉아 명상으로 하루를 마감한다.
목욕/마사지 요법	매일 저녁 퇴근 후 목욕을 하면서 림프 마사지를 한다.

식사 요법

內 臟
肥 滿

우리가 먹는 음식이 우리의 몸을 만든다는 이야기는 아마 지겹
도록 들었을 것이다. 건강한 장과 간을 위한 식사 요법을 정리해
보면 다음과 같다.

1. 생식을 고려하라.

장에 특히 좋은 항산화제와 효소, 섬유질을 섭취할 수 있도
록 하기 위해선 생식이 좋다. 식사마다 충분한 양과 다양한
종류와 색깔(녹·황·적)의 날 과일과 채소를 섭취하라.

2. 지방을 섭취하되 신체를 기름지게 하지 마라.

불포화 지방산은 몸에 필수적이기 때문에 필수적인 지방 성분을 가지고 있는 생선(연어, 정어리, 참치, 고등어, 송어, 숭어, 홍합, 오징어, 청어, 대구 등)을 섭취하고, 냉동 압축된 씨앗, 식물성 기름, 아마유, 아보카도, 호두, 콩, 신선한 너트류와 씨앗류를 섭취하라. 지방성 육류, 버터, 아이스크림, 마가린과 오래 튀긴 음식을 피하라.

3. 다양한 경로로 단백질을 섭취하라.

곡류, 씨앗류, 너트류와 콩으로부터 양질의 단백질을 취하라. 간에 특히 좋기 때문이다. 달걀, 해산물, 신선한 적육과 닭고기 등은 적절한 양만 먹어야 한다.

4. 당을 관리하라.

신선한 과일, 주스, 건조 과일, 꿀, 천연당류, 당밀, 과일 셔벗, 과일, 무가당 잼, 단풍시럽과 쌀 시럽과 같은 천연 당분으로부터만 당분을 섭취하라. 정제된 설탕, 사탕, 단 음료와 정제된 밀가루 그리고 아스파탐을 이용하여 만들어진 케이크와 비스킷은 피해야 한다.

특히 당 지수가 낮은 식품을 섭취하는 것이 좋다. 당 지수란 특정 식품을 섭취한 경우 포도당이 얼마나 빠른 속도로 혈액 내로 흡수되어 혈액 내 포도당 농도를 증가시키는지를 객관적으로 표시한 지수다. 당 지수가 중요한 이유는 포도당의 열량 못지않게 포도당의 증가 속도가 당뇨, 비만과 같은 질환에 영향을 미치기 때문이다.

식품별 당 지수에 관한 표

당 지수 높은 식품		당 지수 중간 식품		당 지수 낮은 식품	
설탕	92	치즈피자	60	혼합 잡곡	45
구운 감자	85	흰 쌀밥	59	포도	43
떡	82	오렌지주스	57	토마토	38
도넛	76	스파게티	55	배	36
튀긴 감자	75	옥수수	55	사과	36
꿀	73	고구마	54	탈지분유	32
수박	72	메밀	54	복숭아	28
팝콘	72	바나나	53	보리	25
으깬 감자	70	저지방아이스크림	70	완두콩	18
환타	68	초콜릿	49	요구르트	14
크루아상 빵	67	완두콩	48	(저지방, 무설탕)	
파인애플	66	국수	47		
햄버거	61				
아이스크림	61				

5. 몸에 수분을 공급하라.

많은 양의 수분을 물(생수, 알카리 전해수, 기능수), 주스(신선한 과일, 채소, 뿌리 등), 차(녹차, 허브차 등)를 통해 섭취해야 한다. 매일 2L 정도의 물을 마시는 것을 목표로 하고, 한꺼번에 다량의 수분을 마시는 것보다 8~10회 정도 나누어 마시도록 한다.

6. 유기농법 식품을 섭취하라.

과실과 채소를 먹을 경우, 유기농법으로 재배하고 살충제를 사용하지 않은 것을 섭취하라.

7. 장을 항상 깨끗이 유지하도록 하라.

장내 환경 개선을 위해 가공되지 않은 음식과 생과일, 씨앗류, 채소에 들어 있는 충분한 섬유질을 섭취한다. 또한 발효 식품이나 유산균 등의 공급으로 장내 미생물의 균형을 잡아준다.

8. 폭식하지 마라.

양보다는 음식의 맛과 질에 관심을 가져라. 유분, 향료, 허브와 같은 천연재료의 맛을 충분히 조절하여 천천히 씹어라. 효율적인 식사를 위하여 다음과 같이 제안한다.

· 배고플 때 먹고, 배부르면 그만 먹는다.
· 음식이 액체 상태나 반액체 상태가 될 때까지 집중해서 씹은 후에 삼킨다.
· 씹고 있던 음식을 삼킬 때까지 새로운 음식을 입에 넣지 않는다.
· 전에 먹은 음식을 다 소화시킬 때까지 새로운 음식을 위에

넣지 않는다(식사 후 적어도 3시간 이상 지난 후 다른 음식을 먹는다).

9. 유기황 성분이 많은 음식을 섭취하라.

유기황 성분은 간에서 식품에 포함된 유독 물질을 파괴하는 과정과 장-간 순환에 의해 재순환되는 유독 물질을 파괴하는 데 필요하다. 유기황 성분은 달걀, 마늘, 양파, 샬롯, 부추와 브로콜리, 컬리플라워, 양배추 등에서 섭취할 수 있다.

10. 항산화 물질이 많이 포함된 식품과 영양제를 섭취하라.

항산화 물질은 세포 손상을 막아주고 노화를 늦추고 여러 질병 예방에 도움을 준다. 대표적으로 비타민 C, 비타민 E, 베타카로틴, 미네랄, 플라보노이드, 폴리페놀 등이 있으며 과일과 채소, 견과류, 통곡물 등에 풍부하다. 일상에서 다양한 식품을 섭취하면 건강에 도움이 된다.

인체의 생체 리듬에 맞춘 건강한 식사법

아침은 배설 시간	신선한 채소, 과일 그리고 물을 많이 마신다.
점심은 소화 시간	하루 세 끼 중 가장 풍성히 먹고 같은 양을 규칙적으로 먹는 것이 좋다.
저녁은 흡수 시간	너무 과하거나 부담되는 식사는 금물! 취침시간 2~3시간 전에는 식사를 끝낸다.
간식은 이렇게	인스턴트 식품이나 튀김류를 절제하고 열량이 낮고 섬유질이 풍부한 것으로 섭취한다. (예: 채소나 과일류, 고구마, 감자 등)

영양 요법

內 臟
肥 滿

절식 기간에는 확실한 특수 영양식품으로 초저열량을 맞추는 것이 좋다. 이 기간에 영양소의 불균형으로 건강을 해치지 않도록 전문가의 처방을 받은 특수 영양식이나 기능성 식품, 다이어트 식품으로 영양의 균형을 잡는다. 이래야 요요현상이나 피로가 덜하여 꾸준한 성과를 볼 수 있다.

인체 해독을 주요 골자로 정리한 나의 인 앤드 아웃 이론에 따라 영양 요법을 정리하면 다음과 같다.

In(섭취) 필요한 영양소 흡수

지방은 없애고 근육은 강화해서 간을 해독해주는 물질들을 섭취한다. 아미노산류, 비타민, 미네랄의 적극적인 섭취로 성장과 천연 호르몬의 분비를 돕는다. 이렇게 되면 지방질의 연소를 촉진시키고 근육을 강화시켜 체중의 요요현상을 막는다.

장 해독을 이루기 위해서는 가장 먼저 섬유질의 섭취가 중요하다. 발효 곡류, 발아 곡류, 엽근 채류 및 허브, 해조류 등은 초저열량으로 포만감을 주며 편식에서 오는 영양의 불균형을 바로 잡아준다. 특히 장을 관리하는 미생물인 프로바이오틱스, 생명 에너지인 효소, SOD, 강력한 항산화 물질 등의 섭취는 영양 흡수와 체내 해독의 인체 균형을 조율시켜 면역력을 향상시킨다.

Out(배설) 체내 노폐물 배설로 비만 해소의 기본 조건 생성

비만 해소의 기본은 체내 노폐물 배설이다. 흑두, 어성초, 복합 유산균 분말, 알로에 아보레센스, 황기, 효모, 작약 등이 배변, 이뇨 작용을 돕고 신진대사를 원활하게 한다. 또한 체내 유해물질인 활성산소를 제거하여 세포 노화 방지 및 발암 물질 차단에 도움을 준다.

지방 세포의 축적을 억제 및 차단

우리의 식생활 중 60~70%는 탄수화물로서 이것이 열량으로 소진되지 못할 경우 지방 세포로 변하여 비만의 원인이 된다. 또한 지방질의 과잉 섭취 또한 지방 세포로 축적된다. 이렇게 과잉 섭취된 탄수화물과 지방의 흡수를 억제하여 지방의 축적을 막는 물질로는 키토산, 키토 올리고당, 예루살렘 감자, 효모 엑기스, 크롬, 비타민 C 등이 있다.

해독 조율 건강학 삼각도표

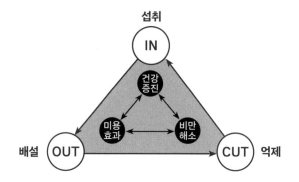

이러한 영양 요법에 따라 해독 중에 삼가야 하는 음식과 먹어야 하는 음식이 있다. 다음 내용을 참고하여 단식과 절식 기간 중에 참고하여 섭취하도록 하자.

해독 중 삼가야 하는 음식

· 술, 담배, 커피, 홍차, 탄산음료, 청량음료, 냉동된 차가운 음식

· 백미, 백설탕, 백소금, 흰 밀가루, 화학 조미료, 후추, 과자, 통조림, 인스턴트식

· 육류, 달걀, 동물성 지방 과다 섭취, 유제품(버터, 치즈) 등 기름진 음식

· 피자, 햄버거, 스파게티, 치킨, 튀김류, 면류(자장면, 라면) 등 밀가루 음식

· 양식이나 기름진 중식, 이태리식, 맵고 짠 자극성 있는 음식

해독 중 먹어야 하는 음식

· 물: 평소보다 많이 마신다. 하루에 2L 정도, 최소한 10컵 정도는 마신다. 아침에 일어나자마자 시원한 물 한두 컵을 마신다. 물은 알카리성 전해 환원수를 마시는 것이 가장 좋으나 생수를 마셔도 좋다. 식사 중에는 가급적 물을 적게 마시고 공복에 자주 마시는 것이 좋다.

· 죽: 절식 기간에는 채소, 잣, 깨, 콩, 잡곡, 호박, 쌀 등으로 만든 죽을 하루 5~6회 정도 먹는다. 죽을 싫어한다면 찹쌀을 불려 밥을 죽밥처럼 질게 해서 먹고 설사를 하는 사람

은 깨죽, 자죽, 콩죽은 금한다.

- 국, 수프: 맑은 된장국, 우거지국, 미역국, 콩나물국, 무국, 청국장, 쑥국, 채소 수프, 양파 수프 등
- 국수류: 메밀 국수, 쌀 국수 등(밀가루 음식은 삼가)
- 채소: 샐러리, 오이, 양상치, 피망, 양배추, 케일, 비트, 부추, 시금치, 버섯류, 나물류(마요네즈나 드레싱은 삼가)
- 해조류: 김, 미역, 다시마, 파래 등
- 뿌리류: 감자, 고구마, 무, 당근, 양파, 연근, 토란, 우엉 등
- 생선: 생선회, 생선 구이, 생선 지리, 생선 찜 등
- 과일: 사과, 바나나, 배, 수박, 귤, 포도, 토마토 등
- 견과류: 호도, 땅콩, 잣, 해바라기씨 외 각종 씨앗류
- 차: 녹차, 보리차, 결명자차, 감잎차, 유자차, 쑥차 등
- 음료수: 두유, 요구르트 등의 유산균 음료, 사과 주스, 당근 주스, 채소 주스, 포도 주스 등 생과일 주스

약물 요법을 시행할 때는 전문가와 상의하는 것이 좋으며 다음과 같은 원칙을 지켜야 한다.

비만 약물 치료 원칙(약물 치료 지침, 대한비만학회, 2003)

- 약물 요법은 비만으로 인한 심혈관 질환 및 건강상의 문제로 인하여 체중의 감량이 필요할 때만 적용되어야 하며 미

용을 목적으로 사용되어서는 안 된다.

· 비만 치료를 위해 식사 조절, 운동 등의 비약물 요법을 한 뒤, 3~6개월 후에도 기존 체중의 10% 이상 감소하지 않으면 약물 치료를 시작한다.

· 비만 약물 치료는 표준체중을 목표로 하는 것이 아님을 알아야 한다. 기존 체중의 5~10% 정도만 감량되어도 건강상의 이득이 있으므로 과도한 체중 감량을 지향해서는 안 된다.

· 비만 약물 치료는 장기적으로 안전성과 유효성이 확립된 것으로 시도해야 한다.

· 약물 치료는 비약물 치료를 대신할 수 없으며 생활습관 교정을 시행하면서 보조적으로 시행하여야 한다.

· 비만 약물 치료는 반드시 의학적 감시하에 이루어져야 한다.

· 약물 치료는 비만의 장기적 관리의 한 부분으로 이해되어야 하며 약물 치료의 이득과 비만의 위험성을 잘 저울질하여 개개인의 건강상태에 따라 신중하게 사용되어야 한다.

· 약물 치료는 모든 환자에서 효과가 동등하게 나타나는 것이 아니며 약물 치료를 하고 4주 후에도 2kg 이상 감소하지 않으면 약에 대한 반응이 없다고 판정할 수 있다.

· 약물 요법 시작 후 부작용에 대한 관찰은 지속적으로 이루

어져야 한다.

· 여러 약제에 대한 병합 요법은 아직 연구가 충분히 이루어
지지 않았으며 단일요법과 비교 시 체중 감량 효과는 비슷
하지만 부작용이 많은 것으로 보고되고 있다.

· 비만 치료제는 비만을 완치하는 약이 아니며 체중에 대한
조절 및 관리의 개념으로 접근해야 한다.

건강한 외식하기

귀차니스트(귀찮다+ist)라는 신종 합성어가 나올 만큼 바쁜 현대인들은 간편하고 빠르게 조리할 수 있는 음식을 주로 찾는다. 그조차도 귀찮다면 외식을 한다. 직장을 다니다 보면 어쩔 수 없이 점심은 강제로 외식을 하기도 하고 저녁에 회식을 가기도 하니 일주일 중에 세 끼 모두 밖에서 먹는 날도 많다.

외식을 하면 양념도 강한 편이고 분위기상 아무래도 많이 먹게 되므로 열량이 높아진다. 특히 다양한 반찬이 나오는 식당이나 뷔페 같은 경우 여러 종류의 음식이 다양하게 나열되어 있어서 이것저것 다 섞어 먹기가 쉽다. 아무리 수십 가지의 산해진미가 펼쳐져 있더라도 그것을 다 취할 수는 없는 일이고 먹는 양에는 한계가 있다. 이때 음식 선택을 잘못하게 되면 정작 먹고 싶은 것들은 나중에는 배가 불러서 못 먹는 경우도 생긴다. 만약 정말 먹고 싶은 음식이 치킨이나 피자, 탕수육 같은 고열량 음식이라면 채소를 먼저 먹고 난 다음에 먹도록 하자. 열량이 낮은 샐러드를 우선 섭취하여 배를 채운다. 그런 다음에 정말 먹고 싶은 고열량 음식을 먹는 것이다. 그러면 막상 많이 먹지는 못할 것이다.

일단 첫 접시는 채소나 나물 등 식이섬유가 풍부한 식품 위주로 담고 두 번째 접시는 생선이면 생선, 돼지고기면 돼지고기 등

동물성 단백질로 한 종류를 먹는다. 어류, 육류, 조류를 섞어 먹지 않는다.

디저트는 떡이나 케이크 등 탄수화물보다는 과일이 좋다. 식사 후 바로 마시는 커피는 칼슘이나 철분의 흡수를 방해하므로 시차를 두고 마시는 것이 좋다.

그리고 외식을 할 때 메뉴를 고를 수 있다면 아래와 같이 비슷하지만 열량이 낮고 몸에 좋은 메뉴를 고르도록 하자. 또한 외식 후 제공되는 마무리 음식은 과감하게 버리는 것을 추천한다.

외식할 때 대체하면 좋은 음식

- 프라이드 치킨 ⇒ 전기구이 통닭(껍질은 먹지 않기)
- 감자튀김 ⇒ 찐 감자
- 볶음밥 ⇒ 비빔밥
- 갈비구이 ⇒ 생등심구이(기름기는 제거)
- 튀김 우동 ⇒ 메밀국수
- 생선커틀릿 ⇒ 생선구이
- 팝콘 ⇒ 강냉이
- 자장면 ⇒ 기스면
- 아이스크림 ⇒ 셔벗
- 달걀부침 ⇒ 반숙 또는 달걀찜

과감히 포기해야 할 마무리 음식

- 고깃집에서 고기를 먹고 후식으로 시키는 냉면, 된장국 등
- 중국집에서 요리를 먹고 식사로 시키는 자장면이나 볶

음밥 등
- 일식당에서 제공하는 소면, 마끼
- 양식당에서 제공하는 달콤한 디저트

속보 요법

內 臟
肥 滿

무리하게 달리는 것보다 빠르게 걷는 속보를 해야 한다. 급하게
내장지방을 빼겠다고 나가서 당장 뛰다 보면 오히려 몸에 무리
가 올 수 있다. 이보다는 매일 40분씩 꾸준한 속보를 하는 것이
훨씬 효과적이다. 처음에는 빠르게 걷는 것을 목표로 집중적으
로 걷는다. 뒤에 누가 쫓아온다는 느낌으로 빠른 걸음으로 달아
나는 것이다. 최대심박수(220-나이)의 60~70%를 목표로 걸으면
좋다.

　이 연습이 어느 정도 되면 배에 힘을 주고 걷는다. 배에 힘을
주게 되면 척추가 바르게 서면서 속도가 붙는다. 그리고 이 단계

가 익숙해지면 거기에 복식 호흡까지 더해서 빨리 걷는다. 이는 지방을 없애는 데 큰 효과가 있으며, 체중은 줄어들어도 근육은 빠지지 않고 지방만 감소한다. 또 심장 박동수가 떨어지고 혈압이 안정돼 심장과 혈관 기능이 향상된다. 골밀도도 높아져 골다공증 예방에도 효과가 있다.

3단계 속보법

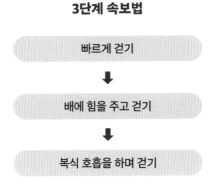

짬짬이 운동
요법

內 臟
肥 滿

일상생활을 하다가 짬짬이 시간을 내어 하는 운동은 한꺼번에 집중적으로 하는 운동보다 효과가 훨씬 크다. 아침에 일어나 잠자리에서, 세수하거나 이를 닦으면서, 출근길 지하철에서, 사무실에서 일하면서, 저녁에 잠들기 전 잠자리에서 늘 의식하며 맨손 체조와 동작들을 실천해보자. 이 운동 요법은 자기 몸에 대한 각성과 애정을 일깨우는 효과까지 있다. 심지어 따라 하기 어렵지도 않다.

자, 당장 오늘부터 시작해보자.

일어나서 신경을 깨우는 마사지

① 기지개를 최대한 마음껏 켠다. 잠자는 동안 쉬고 있던 몸의 모든 근육과 신경을 깨운다.

② 양손까지 껴서 머리 위로 힘껏 올리고 반원을 그리며 내려온다.

③ 등 굴리기를 하면서 척추를 자극하고 장을 흔든다.

④ 배꼽을 중심으로 시계 방향으로 세게 누르며 5분 동안 돌려주며 배 마사지를 한다.

⑤ 뒤돌아서 대자로 눕는다. 이때는 다른 이의 도움이 필요하다. 척추를 중심으로 등 왼편과 오른편을 각각 위에서 아래로 쿵쿵 때려주고 엄지손가락으로 지압을 해주면서 온몸을 자극한다. 팔다리도 마찬가지로 위아래로 때려주고 지압해준다.

욕실에서 배변을 돕는 마사지

① 화장실에 휴대폰 등을 들고 가지 않는다. 휴대폰 등을 보면 뇌 직장 반사가 안 되어 쾌변을 방해한다.

② 변기에 앉아서 늘 휴대폰을 보던 손으로 복부 지방을 주물럭거린다.

③ 손을 갈고리로 만들어 복부를 아래에서 위로 쓸어올린다.

④ 주먹으로 등허리를 두드린다.

욕실에서 **위와 장을 깨우는 양치질**

최대한 입을 크게 벌리고 혀뿌리까지 혀를 내민다. 칫솔로
혀를 구석구석 닦아준다. 그때 웩 하고 토할 것 같은 느낌이
드는데 이때 처졌던 위가 출렁하면서 당겨져 위장 반사를 일
으킨다. 보통 위하수처럼 처진 위는 대장을 눌러 장 활동을
방해한다. 위장 반사가 일어나면 위가 당겨지면서 대장을 덜
누르게 된다.

욕실에서 **세수하며 얼굴 마사지**

엄지와 나머지 손가락을 합치고 그 사이로 귀를 끼운 채 위
아래로 잡아당기며 자극한다.

이동하면서 **출근길 짬짬이 운동**

① 엘리베이터를 이용하지 말고 계단을 이용해서 빠르게 오
르내린다. 이때 발끝으로만 움직인다. 발 근육과 함께 배 근
육 단련에 도움이 된다.
② 뒤에서 쫓아오는 사람에게 잡히지 않겠다는 느낌으로 빨
리 걷는다.
③ 버스나 전철에서 복식 호흡을 하면서 괄약근을 조였다 풀
었다 한다.

일하면서 **자리에서 짬짬이 운동**

① 앉은 자세가 가장 중요하다. 척추를 똑바로 세워서 앉는다. 쉴 때마다 의자 손잡이를 잡고 상반신을 들었다 놓는다.

② 회전의자를 이용하여 허리를 돌린다.

③ 일이 일단락되었을 때 의자에 앉은 채 몸을 쭉 편다. 우선 의자 등받이에 허리를 붙이고 두 손을 올려 마음껏 몸을 뒤쪽으로 젖힌다. 넘어지면 위험하므로 반드시 발끝을 지탱한다. 이 체조는 복근 운동이 되기도 하고 장에도 자극을 준다. 한 번에 5~10회 반복한다.

일하면서 **일어나서 짬짬이 운동**

서서 일하다가 잠시 쉴 때 허리 운동을 하자. 두 발을 가볍게 벌리고 그대로 무릎을 구부려 무릎 각도가 90도 정도 될 때 멈춘다. 이 자세를 어느 정도 유지할 수 있는가? 30초 동안 할 수 있으면 합격이다. 편하게 30초를 할 수 있게 되면 때때로 1~2kg 정도의 물건을 두 손에 든 채 이 자세를 유지하도록 한다.

일하면서 **휴식 시간에 허리 운동**

① 발을 어깨 폭 넓이로 벌리고 선다. 어깨의 힘을 빼고 몸을 완전히 이완시킨다.

② 상체를 앞으로 숙이면서 왼손을 오른발 끝에 댄다. 무릎은 똑바로 편 채 허리를 굽혀 몸통을 비트는 것이 포인트다.

③ 상체를 원래대로 되돌리고 이번에는 허리에 두 손을 대고 뒤로 젖힌다. 이때 가능한 한 배를 앞쪽으로 내민다.

④ 또 상체를 숙이고 이번에는 오른손을 왼발 끝에 댄다. 이 과정을 5~10회 반복한다.

일하면서 휴식 시간에 스트레칭

① 별을 딴다는 생각으로 손을 하늘로 뻗는다.

② 팔을 양옆으로 크게 원을 그리며 내린다. 이때는 복식 호흡을 크게 한다.

③ 주먹으로 뒷갈비뼈를 두드려 폐포의 독을 빼준다.

집 안에서 집안일로 열량 소비

집에 들어왔다고 푹 퍼지지 말고 집안일을 한다. 집안일에도 만만치 않은 열량이 소비되기 때문이다. 참고로 테니스를 10분 치면 100kcal가 소비되는데 청소를 25분 동안 해도 100kcal가 소비된다. 설거지는 35분, 손빨래 10분, 걸어서 하는 쇼핑 15분도 각각 같은 열량이 소비된다.

욕실에서 샤워하면서 림프 순환

① 목욕탕에서 샤워하기 전에 옷을 벗고 마른 수건으로 온몸을 브러싱해 준다.

② 샤워기로 복부에 데지 않을 정도의 뜨거운 물을 집중적으로 퍼부어 준다.

자기 전에 마무리 스트레칭

① 아침에 잠자리에서 했던 동작을 거꾸로 하면 된다. '온몸 두드리기 → 등 굴리기 → 스트레칭' 순으로 잠자리 운동을 한다.

② 자리에 고요히 앉아서 명상한다. 이때 복식 호흡에 집중하면 하루 동안의 스트레스나 복잡한 생각들을 텅 비울 수 있다.

③ 자리에 누워서 편안하게 복식 호흡을 하다가 잠이 든다.

배변하고 싶게 하는 메커니즘

① **위·대장 반사:** 위에 음식물이 들어가면 반사적으로 대장이 수축한다.

② **직장·결장 반사:** 변이 직장에 도달되면 대장 전체에 신호가 가고 대장이 운동을 시작한다.

③ **직장·척수 반사 → 변의:** 변이 직장에 도달하면 척수에 신호가 가고 그것이 뇌에 전달돼 변의를 느낀다. 변을 보고 싶은 느낌이 들면 뇌의 명령에 따라 배에 힘을 주게 된다(참으라는 명령이 내려질 때도 있다).

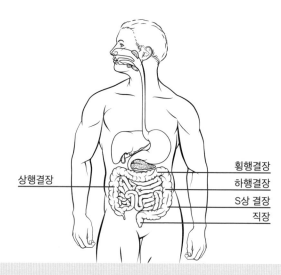

상행결장
횡행결장
하행결장
S상 결장
직장

명상 호흡
요법

內 臟
肥 滿

명상을 해본 적이 있는가? 월터 캐논은 우리 몸이 긴장 이완되었을 때 일어나는 신체 생리학적인 반응을 몇 가지 밝혀냈는데 명상을 하는 동안에 이러한 반응이 일어난다고 한다.

긴장 이완 시 일어나는 생리학적 반응

· 심장 박동이 느려진다.

· 혈압이 정상으로 돌아온다.

· 산소를 적게 소모한다.

· 산소를 더 효율적으로 사용한다.

· 이산화탄소를 적게 배출한다.

· 평소보다 천천히 숨 쉰다.

· 심장에서 더 적은 양의 피를 내보낸다.

· 땀을 보다 적게 흘린다.

· 부신에서 아드레날린과 노르아드레날린이 보다 적게 분비
  된다.

· 부신에서 코르티솔이 보다 적게 생성된다.

· 더욱 많은 성 호르몬, 특히 DHEA를 만들어낸다.

· 뇌하수체에서 더 많은 성장 호르몬이 분비된다.

· 면역 기능이 향상된다.

명상을 통해 신체가 깊은 휴식을 취하는 동안 정신은 조용히 깨어 있다. 뇌파 연구에서는 명상 중에 뇌의 다른 부분들 간에 결합력이 개선되는 걸 보여주었다. 그래서 창조적인 일을 하는 사람들은 명상을 통해 더 새로운 발견을 일궈내곤 한다.

연구 결과 중 가장 흥미로운 것은 DHEA 호르몬이 명상을 하는 사람에게 더 높게 나타난다는 것이다. 그래서 명상을 하면 생물학적인 나이가 훨씬 더 젊어진다.

명상의 순기능을 알게 되었으니 호흡 명상을 일상에서 실천해보자. 명상을 하며 숨을 쉴 때마다 '나는 새롭게 변하는 신체를 통해 새로워지고 있다'라고 생각하면 더욱 좋다.

명상 호흡 요법

① 자리에 편하게 가부좌를 하고 앉아 눈을 감는다. 의식을 배에다 둔다.

② 입을 가볍게 벌리고 배를 가능한 한 부풀려 배에 가득할 정도로 공기를 듬뿍 들이마신다.

③ 입을 오므리면서 숨을 내쉬는데 이때 배는 가능한 한 수축시킨다. 이로써 폐 안의 공기를 전부 내뱉는다.

④ 전부 내뱉었으면 잠시 숨을 멈추는데, 그때 전신의 힘을 빼면 자연스럽게 공기가 폐에 들어간다.

한 20분간 집중적으로 호흡 명상을 하게 되면 나라는 존재는 무엇인지, 내 몸은 무엇인지 새삼스럽게 느껴지는 경험을 할 수 있다. 이같은 자각 증상이 몸을 해독하는 데 무엇보다 중요하다.

목욕 마사지
요법

內 臟
肥 滿

림프는 혈액과 달리 '펌프' 역할을 해줄 기관이 따로 없는 데다가, 림프액 자체에도 지방이 많이 함유되기 때문에 자칫 흐름이 원활하게 이루어지지 않는 경우가 많다. 림프액이 제대로 흐르지 않으면 지방이 몸속에 축적되어 배가 나온다는 점은 말할 필요도 없다. 따라서 틈나는 대로 마사지를 통해 림프관에 자극을 주면 림프액의 원활한 흐름에 큰 도움이 된다.

먼저 샤워하기 전에 오른쪽 그림에 있는 화살표를 따라 마른 수건을 뭉쳐서 몸 전체를 브러싱한다. 피부뿐만 아니라 피부 속까지 빠르게 좋아진다. 혈액과 림프의 흐름을 자극하고, 더 많은 산소와 양분을 피부 표면으로 운반하고 독소나 찌꺼기들을 피부 밖으로 제거하기 때문이다. 표피의 죽은 세포를 제거하면 피부의 호흡이 더 원활하고 새로운 세포가 빨리 재생된다.

발에서 시작하여 다리와 엉덩이 순으로 길게 여러 번 쓸어준다. 팔에서는 손목부터 시작해서 어깨 위로 올라간 뒤, 피부가 가장 얇은 가슴과 배는 부드럽게 살살 문지른다. 항상 가슴 쪽을 향해 브러싱한다고 기억하면 된다. 배와 가슴에 림프절들이 대단히 많이 모여 있기 때문이다.

림프 마사지 방향도

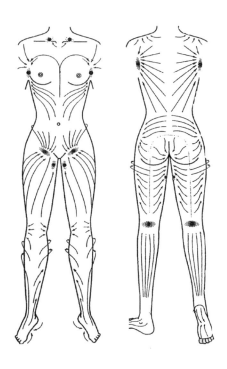

나를 변화시키는
가장 강한 힘은 내 안에 있다

'현대인은 모두 중독자가 되어가고 있다'라는 제목으로 시작하는 중독 의학에 관한 글을 쓴 적이 있다. 현대인은 무엇이든 하나쯤 중독된 상태에서 살아가고 있다는 뜻이다. 술과 담배는 일상화된 중독의 사례이며, 일 없이는 죽고 못 사는 일 중독, 섹스에 탐닉하는 섹스 중독, 심각한 사회 문제로 대두되는 약물 중독, 일확천금과 황금만능주의가 양산하는 도박 중독, 인터넷에 사람을 가둬버리는 인터넷 중독……. 여기에 인체의 독으로 말미암아 빚어지는 비만, 그로부터 해방되려는 다이어트 중독도 이제는 현대인이 겪는 중독의 대표적인 예가 되어버렸다.

살은 강제로 빼는 것이 아니라 스스로 빠져나가도록 하는 것이다. 따라서 단편적인 다이어트 상식에 의존하여 살을 빼려고 하기보다는 어떻게 하면 몸 스스로 살을 뺄 수 있도록 하는지에 관심을 두고, 다이어트를 하는 것이 훨씬 효율적이다.

조급하게 살을 빼고자 병원을 찾은 환자들에게 가끔 이런 말을 건넨다.

> "사랑을 찾으러 사랑으로 들어가면 사랑이 사라지고, 돈을 얻으려 돈으로 들어가면 돈이 사라지듯이, 살을 빼겠다고 체중 자체에 연연하며 굶는 것은 잘못이다."

세상에는 다이어트를 위해 내놓는 많은 '비법'들이 있는데, 그 가운데 상당수가 음식과 관련된 것이다. 이 음식을 먹으면 살이 빠지고, 저 음식을 먹으면 살이 찐다고들 한다. 하지만 사실 비만을 '일상의 불균형으로 생겨난 중독증의 하나'라고 보면 단순히 빵 몇 조각의 열량을 계산하거나 특정 음식을 먹는 것으로 문제점을 해결할 수 있는 것은 아니다.

여성 중에 심란할 때 체중이 증가하고, 행복하거나 사랑을 시작할 때 체중이 감소하는 경우가 많다. 이처럼 음식과 감정은 깊은 관련이 있다. 음식은 특히 여성에게 상당히 심리적인 문제이며, 오늘날 현대인들 사이에 음식에 대한 중독증이 만연되어 있다. 불안정한 심리 상태로부터 벗어나고 싶고, 현재의 상황을 잊기 위해 음식, 술, 각자의 기호식품에 빠져드는 경우가 의외로 많다.

이런 경우 정제된 탄수화물, 단순 당, 알코올, 낮은 영양소 대비 높은 열량의 과도한 포화지방, 트랜스지방 등의 쓰레기 음식 (Junk food)은 우리가 느끼고 싶지 않은 불안정한 심리적 상태에 대한 방어막이 되어 차단벽을 쌓는 것처럼 비만 세포라는 벽을 만들어간다. 게다가 마음이 심란할 때 먹는 음식은 소화 불량 및 체내의 수분을 정체시키고, 그 결과 체지방을 증가시키는 요인이 된다.

만일 음식을 먹으면서 감정적인 안정을 도모하지 못한다면, 아무리 다이어트를 급하게 결심해도 그러한 습관을 당장 포기하거나 쉽게 고치지 못한다면 음식으로 다이어트를 유도하기보다는 환경과 마음을 바꾸어 음식을 찾는 변수 자체를 없애도록 하는 것이 현명하다.

"네가 진정 원한다면 해낼 수 있어. 네 과거와 미래를 날아다 닐 수 있을 때까지."

『갈매기의 꿈』 마지막 3장에서 우리는 하늘을 난다는 것은 갈매기의 권리라는 것, 자유란 바로 그의 존재의 본질이라는 것을 알 수 있다. 또한 그것이 의식이든 미신이든, 어떤 형태로든

266

제약이 되는 것은 제거해야만 한다는 것을 깨닫는다.

몸의 컨디션이 좋을 때 우리는 '날아갈 듯이 가볍다'라고 말한다. 최적의 컨디션과 자유로움, 다이어트를 하는 이유도 여기에 있다. 다이어트와 관련하여 이런 생각도 해본다. 얼굴을 떠올린다. 음식이 들어가는 곳은 입이다. 얼굴의 아래쪽에 위치해 있다. 그렇다면 자신의 관심도를 조금만 더 위로 끌어올려 보자.

입 위에는 코가 있다. 코는 향기로움을 좇는다. 음식을 대하거나 술을 마셔도 향기를 우선시하게 된다. 이렇게 되면 아무래도 많이 먹으려는 맛보다는 소량이라도 자기 만족감이 일어난다. 음식 한 접시가 더 놓이기보다는 장미꽃 한 송이라도 놓인 식탁을 찾게 될 것이다.

코 위에는 눈이 있다. 무엇보다 눈으로 즐길 것이 관심사다. 감상, 여행, 좋은 사람과의 만남 등이 그를 즐겁게 한다. 보는 것이 우선이니 먹을 것은 자연 뒷전이 될 수밖에 없다. 제때 먹는다 해도 살이 쪄서 괴로운 그런 사태는 벌어질 것 같지 않다.

그다음에 귀가 있다. 눈과 같은 높이지만 입의 위치에서 보자면 좀 더 먼 곳에 위치해 있다. '귀' 하면 우선 음악이 떠오른다. 더욱이 고전 음악을 즐기는 경우라면 정서적인 차원으로 이끄는 힘 때문인지, 음식에 집착하는 모습은 별로 어울리지 않는다.

이제 남은 곳은 이마. 이마 위치에 뇌가 있다. 그야말로 정신세계, 영적이거나 지적인 탐구가 뛰어날 것 같은 신비로운 기분

이 든다. 왠지 먹지 않고도 배가 부를 것 같다. 더 높은 차원에 빠져드는 즐거움이 있으니, 자연히 음식에 매달릴 필요가 없으리라. 입에서 코로, 코에서 눈으로, 눈에서 귀로, 귀에서 이마로 자신의 즐거움을 높일 수 있다면 적어도 음식에 연연함을 막아줄 것 같지 않은가?

내가 한 숟가락을 더 먹으면 누군가 배고파 울지 모르고, 내가 한 숟갈 나눠주면 이 세상 누군가가 그 한 숟살에 허기를 년하는 그런 마음이 우리에게 있다면, 그런 세상이 온다면 다이어트에 대한 고민은 더 하지 않아도 될지 모른다.

살찐 사람은 살찐 대로, 마른 사람은 마른 대로, 병이 있는 사람은 증상에 따라 각자 자신의 체질과 라이프 스타일에 맞는 다이어트를 하면 된다. 그들에게 체형이나 몸매 즉 아름다움의 요소가 완전히 배제되어 있는가 하면 그렇지 않다. 무조건 깡마른 체형보다는 건강한 아름다움, 그래서 탄력 있는 피부와 활기찬 컨디션을 유지하는 것 역시 다이어트의 기본 개념이다.

이제는 무조건 굶어 살을 뺀다거나 과다한 약물을 복용하며 단 한 번의 처치로 무리하게 다이어트를 하려는 방법은 환영받지 못할 것이다. 살을 뺀다는 것이 목숨을 위태롭게 한다면 궁극적으로 건강을 해치는 결과에 이를 수도 있기 때문이다.

다시 말해 다이어트는 인체의 정상 상태를 회복하는 것으로 '세포 조율과 새로운 내 몸 만들어 가꾸기' 같이 적정 몸무게, 체지방, 근육 등을 유지하는 생명의 밸런스라 할 수 있다. 이 책의 내용을 명심해서, 과학적이고 체계적인 토탈 케어를 적극적으로 꾸준히 하여 비만에서 벗어나 건강하고 아름답게 젊어지길 바란다.

이제는 하나의 트렌드로 자리 잡은 건강검진은 병을 키워서 건강을 훼손하거나 생명의 위협을 받기 전에 미리 건강상태를 체크하여 질병과 비만을 예방하는 의료 시스템이다. 그간 건강검진의 보급은 난치병, 불치병, 암의 발병률을 많이 줄여준 것이 사실이며 조기 검진으로 치료 성공률을 높여 국민 건강에 이바지한 바가 크다.

이러한 조기 건강검진과 더불어 정기적(주·월·분기별·연 단위)으로 인체 해독 기관을 잘 관리해주면 질병 발병뿐 아니라 비만을 원천적으로 예방할 수 있다. 더 나아가 '회복 → 조율 → 치유'의 단계를 거치며 더욱 건강해지고 삶에는 활력이 더해질 것이다. 이는 21세기가 추구하는 '해독이 곧 면역(Detox=Immunity)'이 되는 통합적인 의료 시스템을 생활화하는 라이프 스타일이다. 나는 일찍이 이러한 라이프 스타일을 강력한 치유의 힘을 가진 삶이라는 뜻의 '힐빙(Heal-being)'이라고 정의하여 발표했다.

이제 현대인에게 삶은 양보다 질, 건강하게 오래 사는 것에 초점이 맞춰졌다. 웰빙(Well Being)의 시대를 지나 힐빙, 즉 병원의 치료에 의존하지 않고 스스로 자신의 몸을 치유하는 시대다.

그러므로 자신의 몸이 보내는 신호에 귀를 기울이길 바란다.

"빠르게 변화되는 이 세상에서
진정 내가 건강하고 행복해지기 위해
나를 변화시키는 가장 강한 힘은
오직 나 자신 안에 있음을
새삼 깨달으면서."

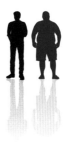

내장비만

초판 1쇄 발행 2024년 7월 10일

지은이 이왕림
펴낸이 김선준

편집이사 서선행
책임편집 이주영 **편집1팀** 임나리
디자인 정란
마케팅팀 권두리 이진규 신동빈
홍보팀 조아란 장태수 이은정 권희 유준상 박미정 박지훈
경영지원 송현주 권송이

펴낸곳 ㈜콘텐츠그룹 포레스트
출판 등록 2021년 4월 16일 제2021-000079호
주소 서울 영등포구 여의대로 108 파크원타워1, 28층
전화 02) 332-5855 **팩스** 02) 332-5856
홈페이지 www.forestbooks.co.kr
종이 ㈜월드페이퍼 **출력·인쇄·후가공** 더블비 **제본** 책공감

ISBN 979-11-93506-68-4 (03510)

㈜콘텐츠그룹 포레스트는 독자 여러분의 책에 관한 아이디어와 원고 투고를 기다리고 있습니다.
책 출간을 원하시는 분은 이메일 writer@forestbooks.co.kr로 간단한 개요와 취지, 연락처 등
을 보내주세요. '독자의 꿈이 이뤄지는 숲, 포레스트'에서 작가의 꿈을 이루세요.

생명의 뿌리인 장을 아끼고 사랑하여
건강하고 아름다운
인생의 꽃을 피우길 바라며.

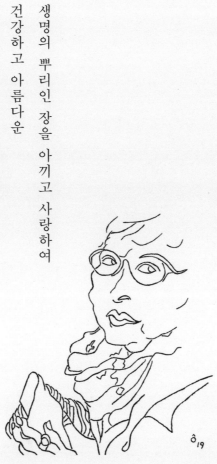